最新版

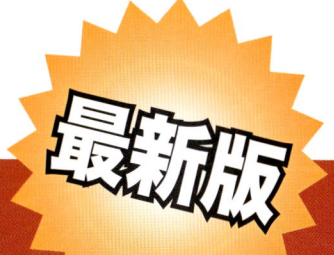

科学が生んだ歯の治療

インプラント

中村公雄／小野善弘／松井徳雄／佐々木 猛 著

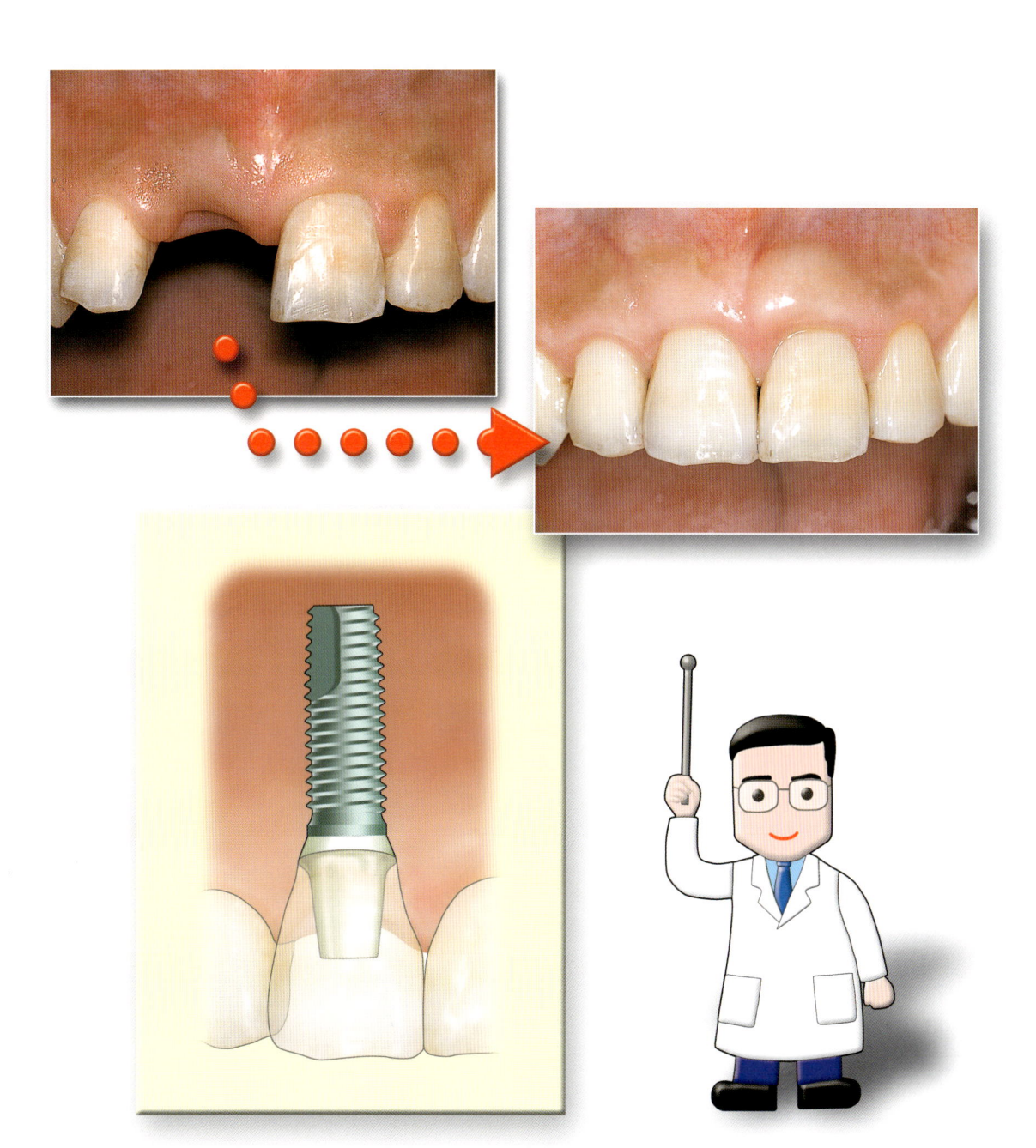

クインテッセンス出版株式会社

Tokyo, Berlin, Chicago, London, Paris, Barcelona, Istanbul, Milano, São Paulo, Moscow, Prague, Warsaw, New Delhi, Beijing, and Bukarest

いくつになっても、
好きな食べ物を、
十分噛んで食べられるということは、
何よりではないでしょうか。

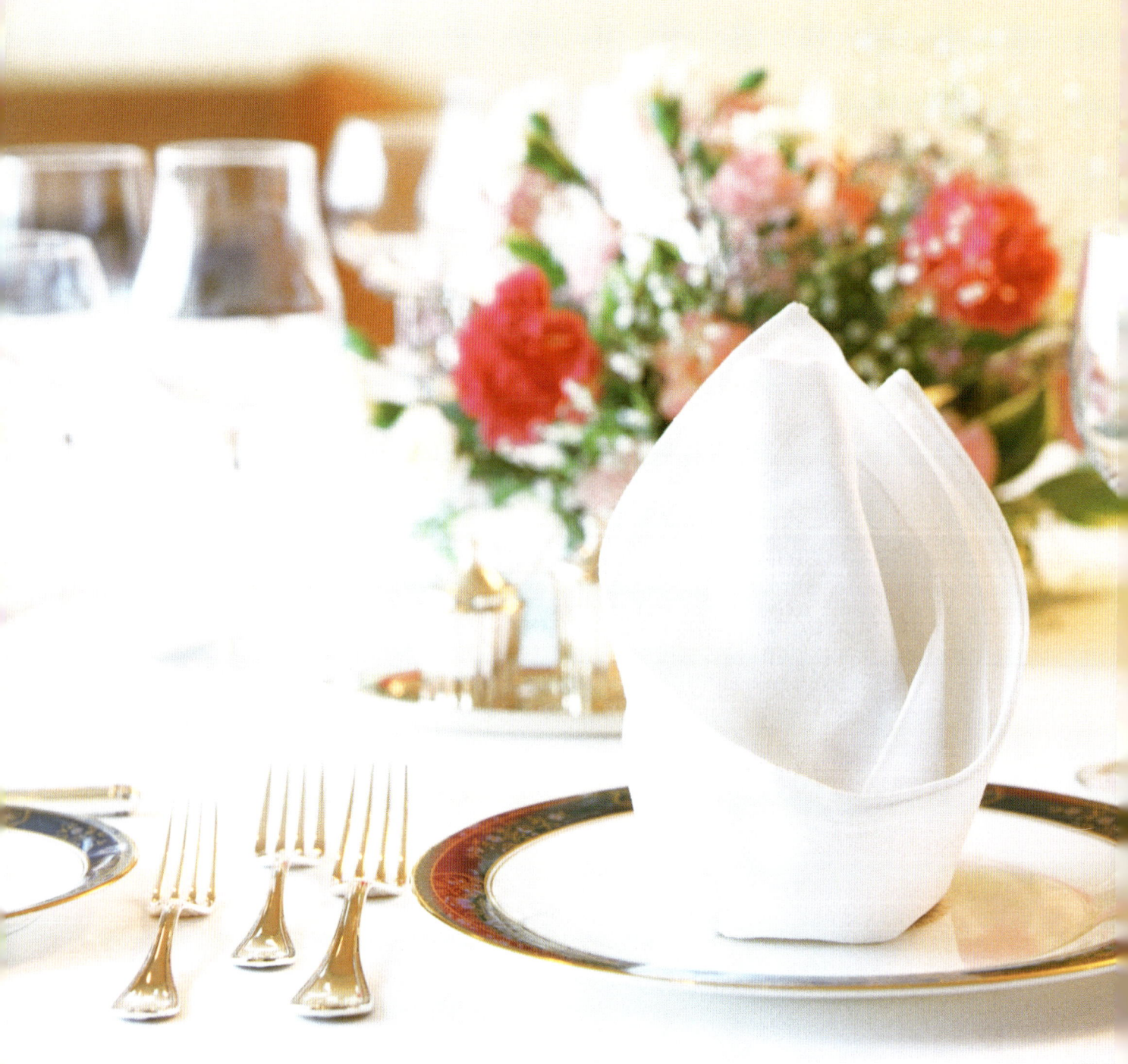

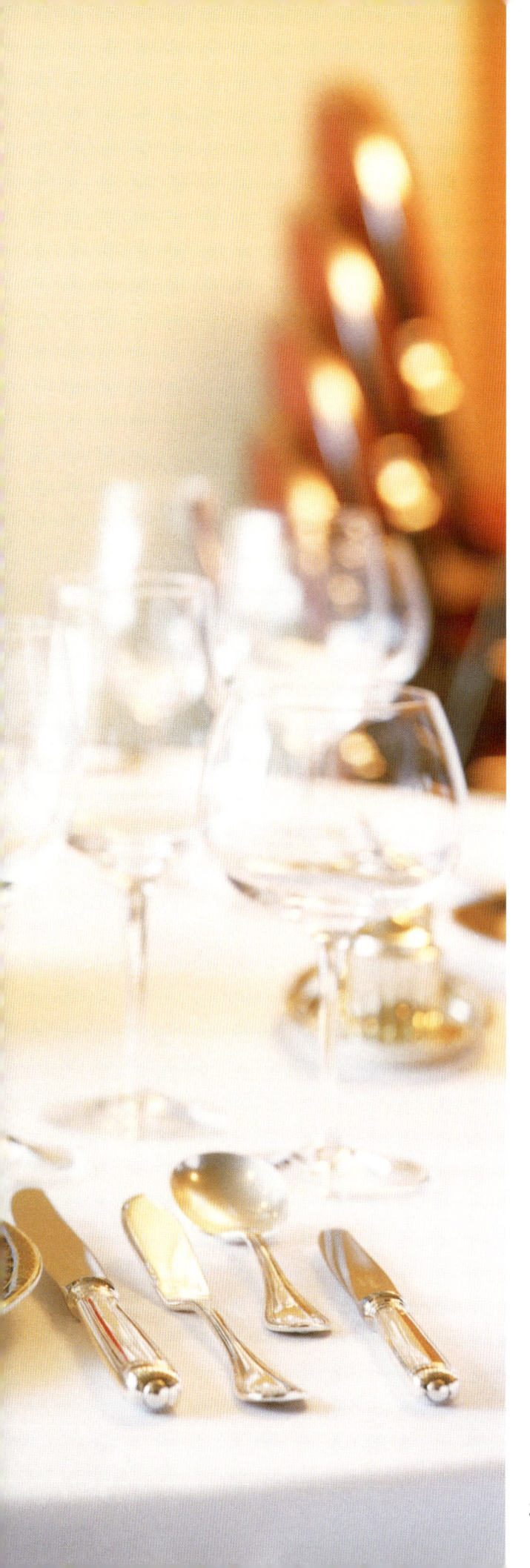

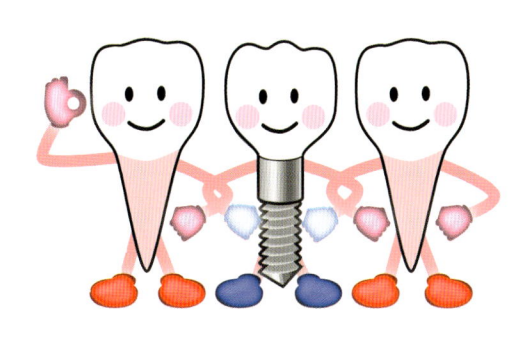

INDEX

歯を失えばどうなる？	4
歯を失ったとき――これまでの治療法	6
新しい治療法「インプラント」	8
インプラントの仕組み	9
インプラントと天然歯の違い	10
インプラントのよさ	11
歯科用インプラントの種類	12
インプラントを使用した症例	14
今、インプラントはここまでできる	18
インプラント治療をはじめる前に	20
インプラント治療の流れ	22
インプラント治療後の清掃法	24
インプラントの費用	26
安心できるインプラント治療 ――知っていますか？ こんなこと	27

歯を失えばどうなる？

　弱肉強食の野生動物の世界では、歯を失えば死につながります。人間の世界では、入れ歯やブリッジといわれる歯の代用物が考案され、また、食物も工夫されたおかげで、歯を失っても致命傷にはなりません。そのため、多少悪くなっても放置する傾向にあり、若いうちから歯を失ってしまうことになってしまいます。何歳になっても、好きなものを十分に噛んで食べたいとは誰もが思っていることでしょう。人間にとっても、歯は命を守る大切な器官です。

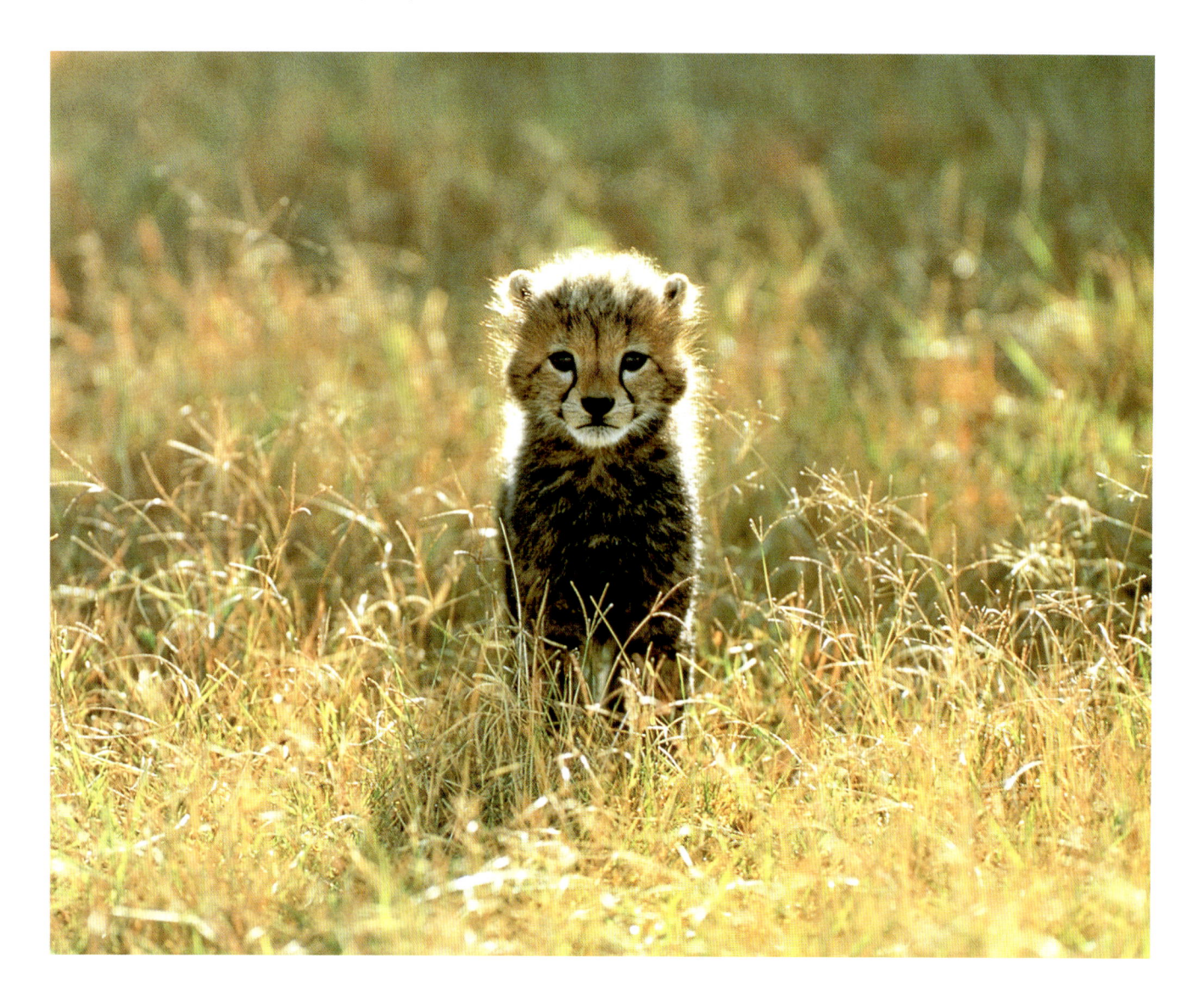

歯の働き

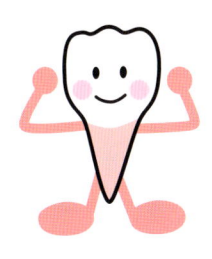

健康な歯と歯ぐき	歯を失うと…
噛む 　　十分な消化 　　脳への刺激　老化防止 　　あごの骨の退化防止 　　筋肉の活性 食べる 　　楽しみ 人とのコミュニケーション 発音、会話 審美、容貌 　　明眸皓歯 　　（めいぼうこうし） 　　自然な笑顔	噛めない 　　消化器系の負担 　　唾液作用の減少 　　老化を早める 　　あごの骨の退化 　　筋肉の退化 食べられない 　　人生が楽しくない しゃべりにくい 人前で話したくない 歯が抜けて見た目が悪い 人前で口を開けたくない 性格が暗くなる 社会生活に支障

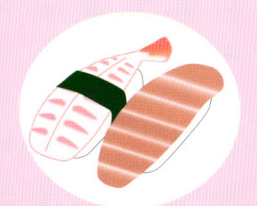

歯があるのとないのとでは、人間、いろいろなところで違いがでてきます。

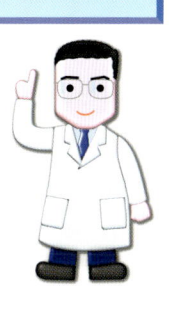

歯を失ったとき―これまでの治療法

　歯を失うとクラウン（かぶせ）やブリッジとよばれる固定式の装置や、取り外し式の入れ歯を入れ、噛んだり話したりする機能を回復することになります。

　固定式の装置は、違和感が少なく、自分の歯のように使うことができます。しかし、固定式の装置を入れたいのに、その支えとなる歯の根が弱く支えとして十分な働きができない、あるいはすでに抜けてなくなっていることがあります。残念ながら、これでは装置を固定することができません。その場合、これまでは入れ歯を入れるしか方法がなかったのです。

〔クラウン〕

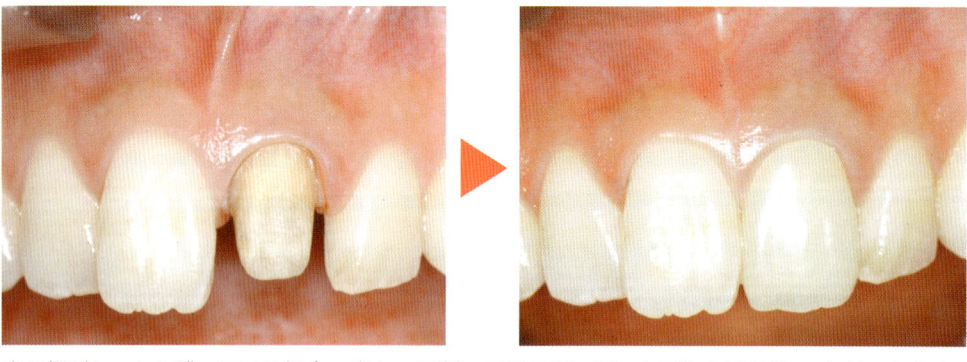

歯の根がしっかり残っている場合、歯を一層削って元の歯に似た人工物を被せることができます。

〔ブリッジ〕

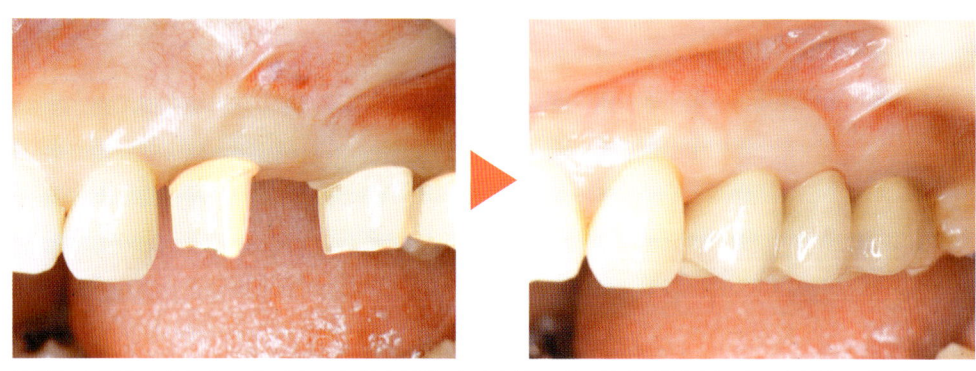

両隣りの歯を支えにしてなくなった歯を回復する方法です。違和感が少なく、自然な回復が可能ですが、自分の歯を削らなければなりません。

〔部分入れ歯〕

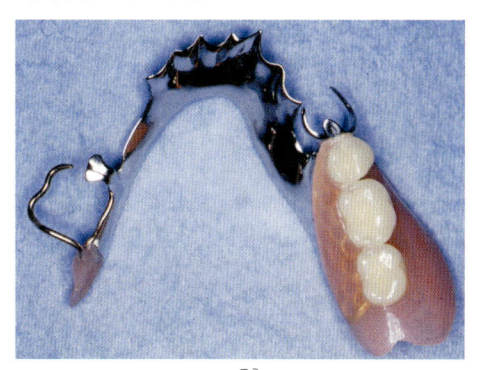

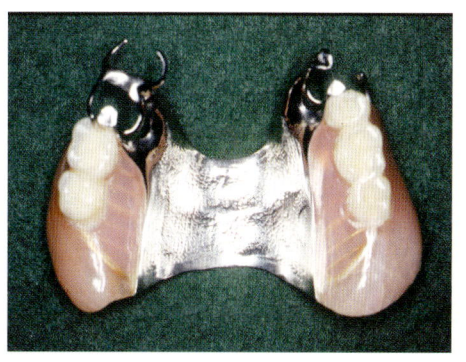

残っている歯に金属の鉤(こう)(とめがね)をかけることによって、歯がなくなった部分を回復する方法で、取り外し式です。自分の歯をほとんど削らなくてもすみますが、少数歯を補うだけでもかなり大きな形になることがあります。

〔総入れ歯〕

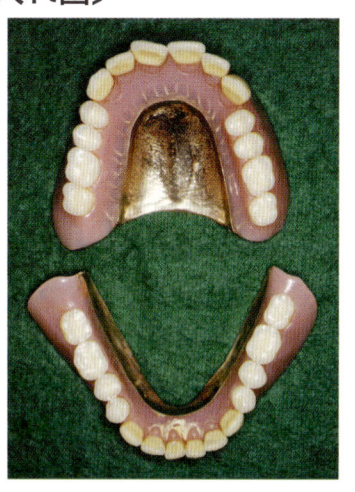

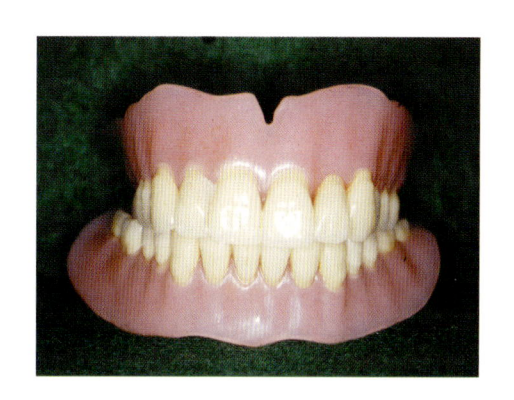

全部の歯がなくなった場合には、入れ歯の床(ピンク色の部分)で人工の歯を支えなければなりません。骨が残っていればかなり安定しますが、骨が少なくなっている場合は安定が悪く、入れ歯安定剤などが必要になることがあります。

　入れ歯も現在では格段に改善され、適切に製作すれば違和感が少なく使用できます。しかし、どれだけ科学や技術が進んでも、「気持ちが悪い」「しゃべりにくい」「噛みにくい」、あるいは「年寄りっぽい」など、入れ歯を使用することに抵抗を感じる人が多いのも事実です。また、嘔吐(おうと)反射(入れ歯を入れると吐き気がする)が強く、どうしても入れ歯を入れられない人もいます。

新しい治療法「インプラント」

　歯を削らなくてもよい方法、または入れ歯に代わる新しい治療法として、今、注目されているのが「インプラント」と呼ばれる方法です。歯科用のインプラントは、人工の材料を歯の根の代わりにあごの骨に埋め込むもので、現在、国際的にも広く認められたインプラントの学術名は、「オッセオインテグレイティッド・インプラント」といわれています。オッセオインテグレイティッドは「骨に結合された」、インプラントは「埋め込む」という意味です。つまり人工の材料＝金属を、あごの骨に強固に結合させることによって歯の根の働きを回復するもので、最新でかつ安全な治療法です。

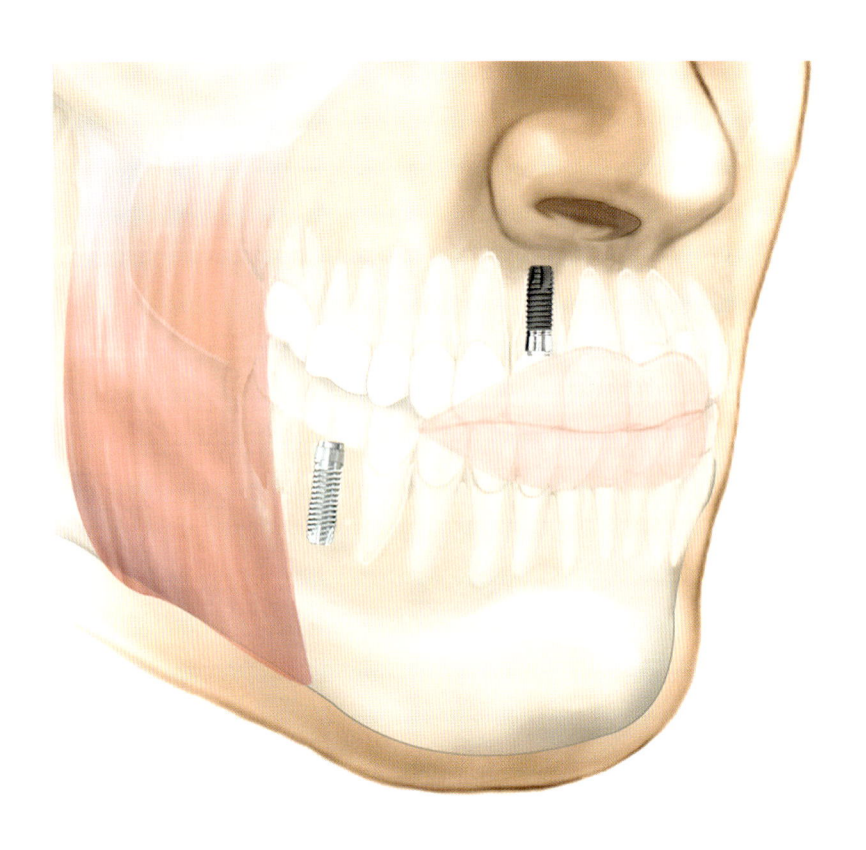

歯を失っても、より噛みやすく、より自然に口の機能を回復したい。そして若くありたい。
インプラントは、そういう願いを実現できる治療法です。

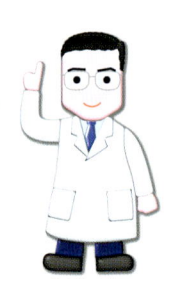

インプラントの仕組み

　インプラント治療というのは、あごの骨に、歯の根に代わる金属を埋め込むだけではなく、その金属を土台にして、天然の歯と同じような人工の歯を取り付ける治療法です。その仕組みは下の図のようになっています。

　インプラントを利用すると、口の中に回復された歯は、入れ歯とは異なり、しっかり固定されることになります。しかも違和感なく、天然の自分の歯とほとんど同じ感覚で噛むことができます。インプラント治療というのは、天然の歯と同様の機能と見栄えを回復する高度な治療法なのです。

　インプラント治療は、1本の歯を失った場合でも、全部の歯を失った場合にも可能です。

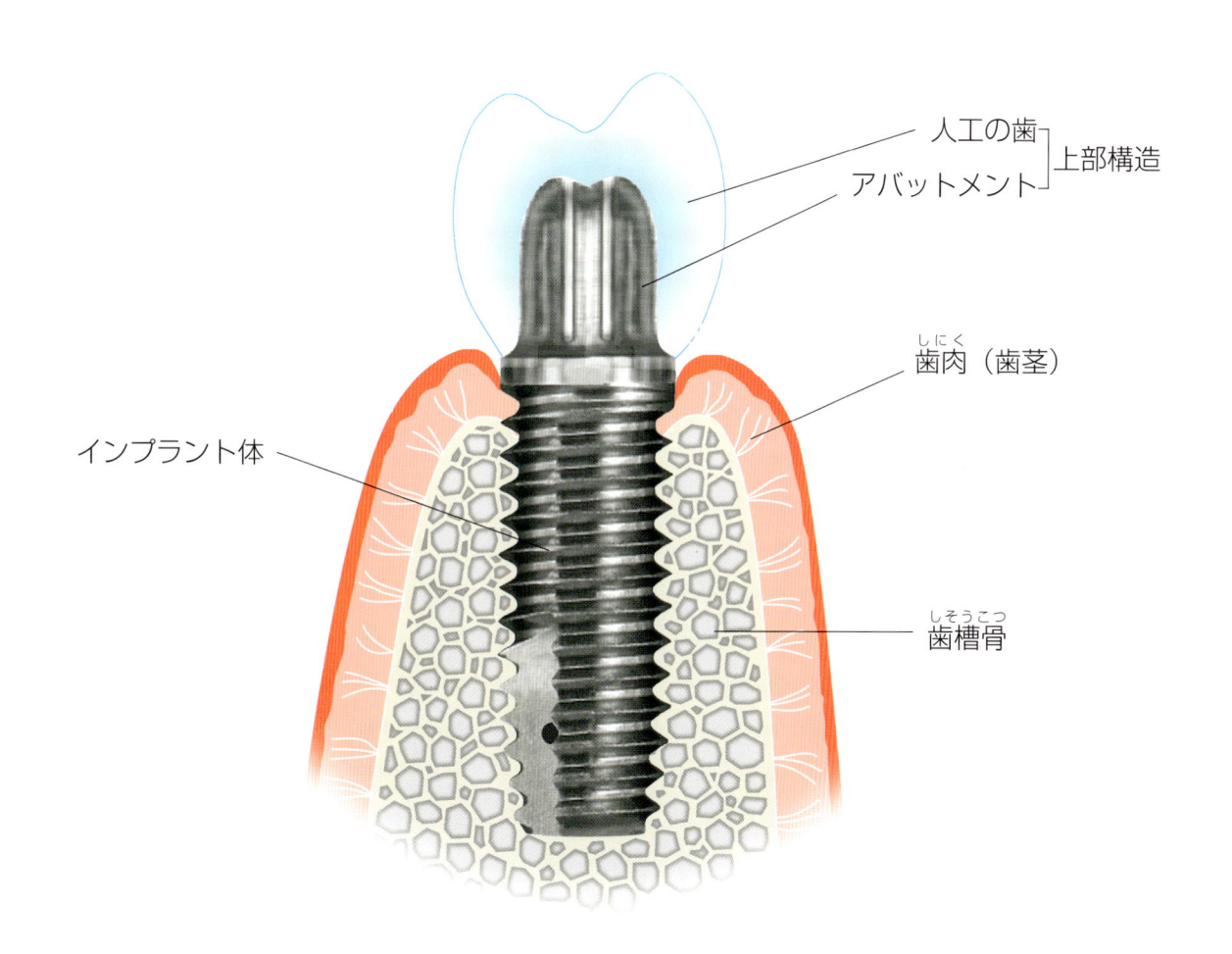

インプラントと天然歯の違い

　インプラント治療によって、見ただけではインプラントと天然歯の区別がつかないようにすることができます。しかし、天然歯とインプラントは根本的に違うところがあります。それは、天然歯には、歯の根と骨の間に、歯根膜という組織が存在していることです。歯根膜には、微妙な感覚を察知するセンサーがあり、その感覚が脳に伝えられます。そして歯根膜は、歯にかかる力を和らげるクッションの役目をもっていて、歯はわずかに動きます。

　インプラントには、クッションの役目をする歯根膜がなく、動きません。また、あごの骨と直接結合するため、微妙な感覚は伝わらないと考えられています。しかし、実際にインプラント治療を受けた人からは、感覚的には天然歯と変わらないという感想が寄せられています。それは、口の中のいろいろなところにある感覚器官が巧妙に働き、インプラントにさわった感覚や食べ物を噛む感触が、脳に伝えられているからだと考えられています。

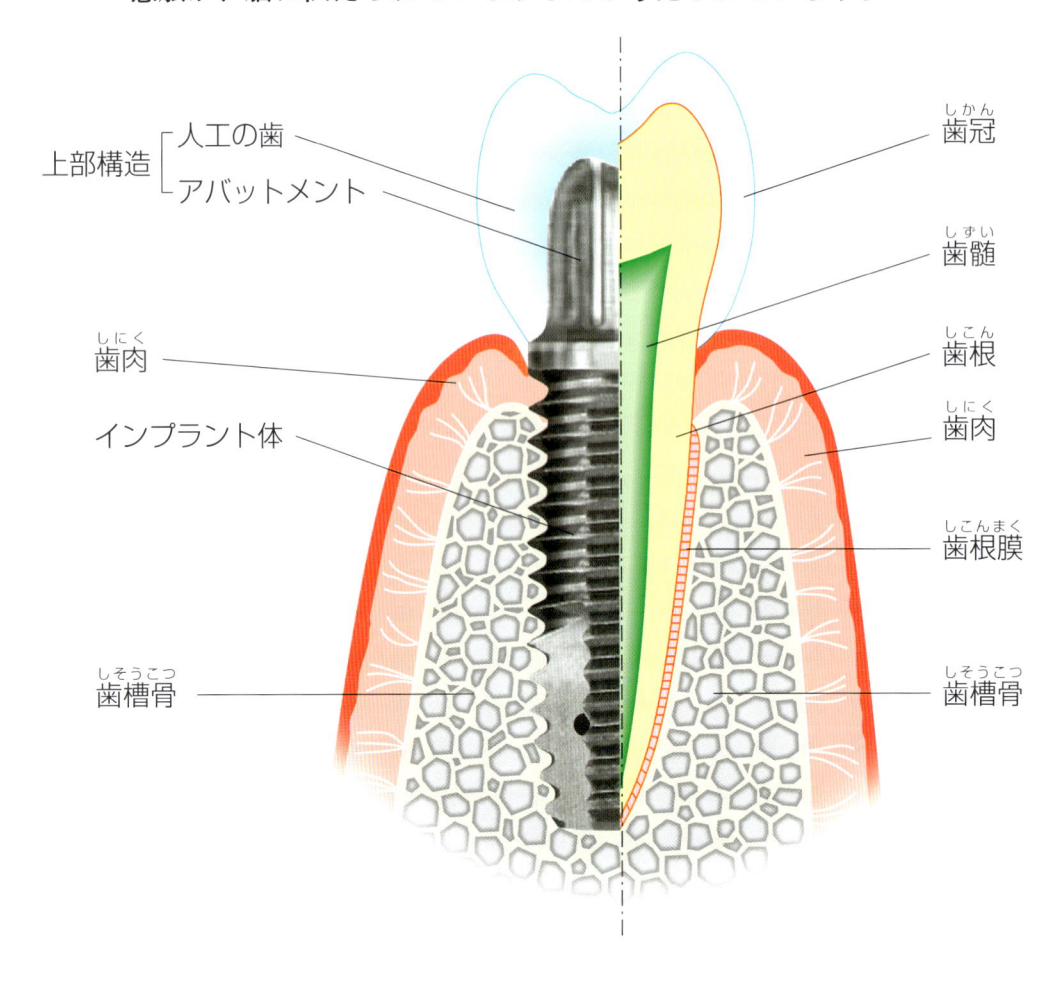

インプラントのよさ

固定してよく噛める
自分の歯のようにしっかり噛め、好きなものが食べられる

個性美の再現
見た目の自然感を回復できる

咬合の安定
咬み合わせを一定に保てる

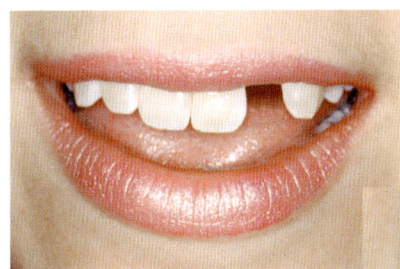

若返り
見た目の若さとともに、精神的若さを回復する

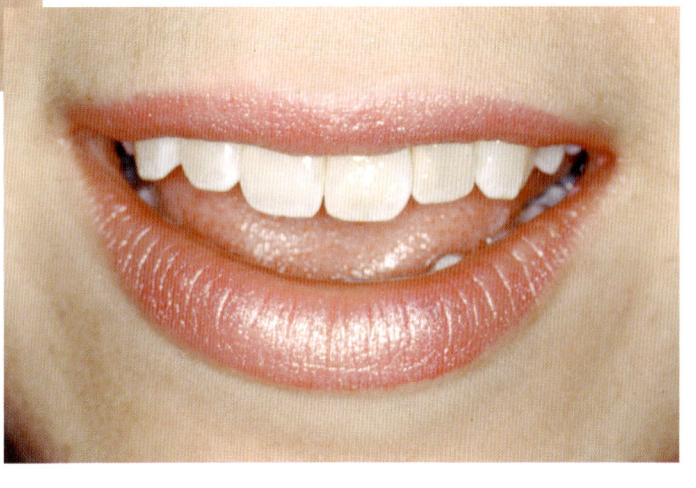

自信の回復
自分の歯を取り戻せたことにより精神的、肉体的に自信がつく

歯科用インプラントの種類

　歯科用インプラントは、材質、形状、埋入(埋め込み)方法、人工歯の取り付け方など、改良が加えられてきていて、さまざまなものが開発、実用化されています。世界中で数百種類使用されているといわれていますが、日本では数十種類のものが使用されています。より確実な結果を得るためには、品質の良いインプラント(インプラント体)ならびに関連部品を使用する必要があります。

インプラント体の基本材料と基本形状

純チタン……………………………骨との結合性が高く、現在主流となっている。

チタン合金…………………………純チタン同様、骨との結合性が高い。

ニッケル・チタン合金………チタンに比べやや結合性は劣るが、形状記憶の特性がある。

ハイドロキシアパタイト……埋入後、早期に結合するが、長持ちの点で難点がある。

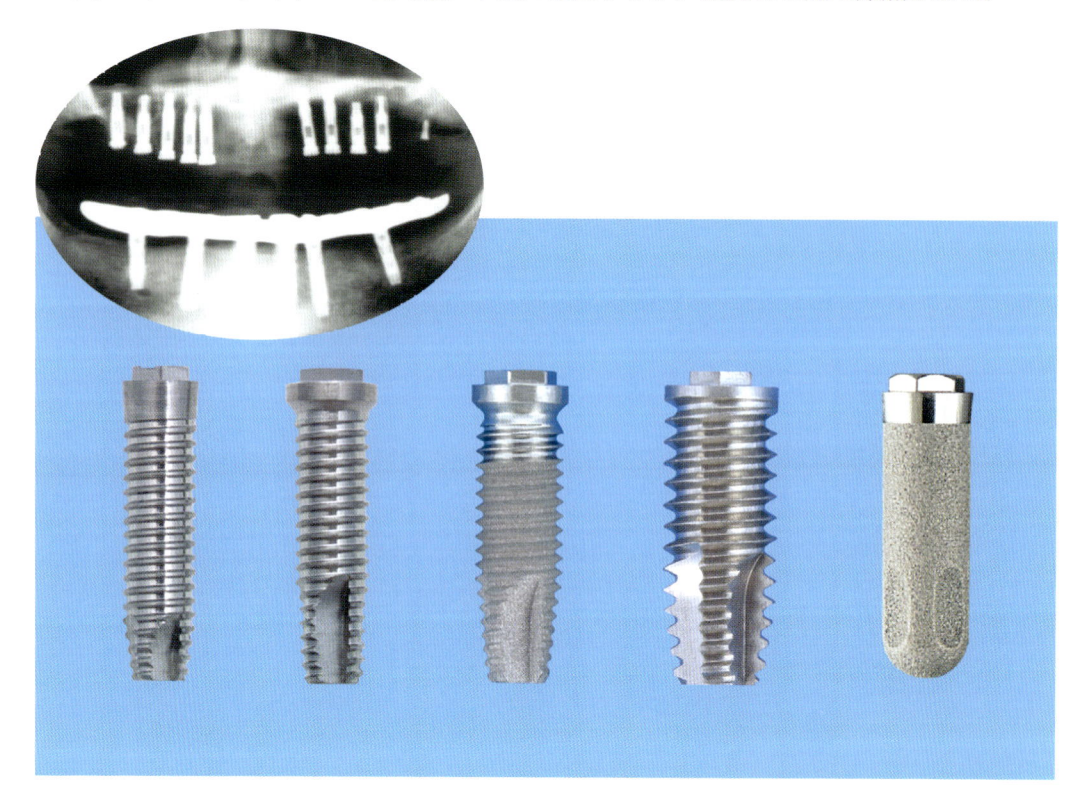

> インプラントの形や長さはいろいろありますが、患者さんのあごの状態や歯の形に合わせて使われています。

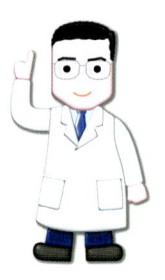

埋入法（埋め込む方法）

1回法インプラント

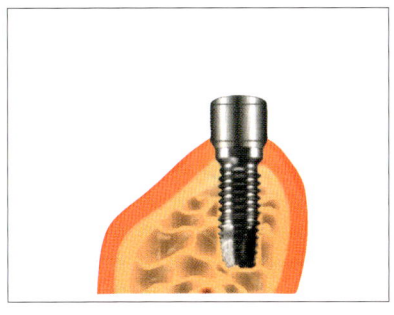

埋入時に、歯肉を貫通して頭出しをしておきます。

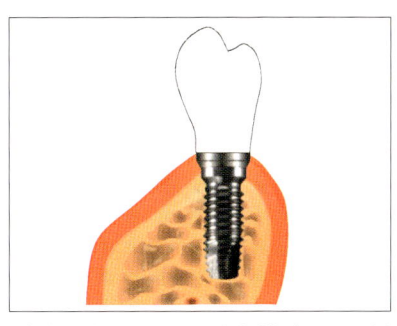

歯肉が治ってから、上部構造を取り付けます。

●外科手術は1回ですみますが、インプラント体が骨に確実に固定されるまでに、細菌感染や、力がかかってしまう危険性があります。

2回法インプラント

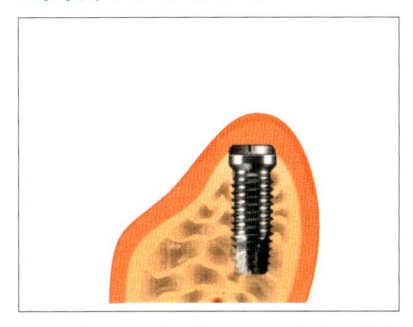

インプラント体を埋入し、歯肉で完全に封鎖します。

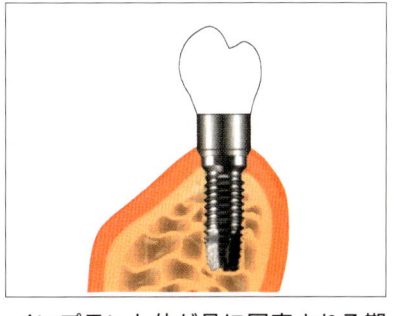

インプラント体が骨に固定される期間を待ってから、その頭を出し、仮の歯を取り付けます。

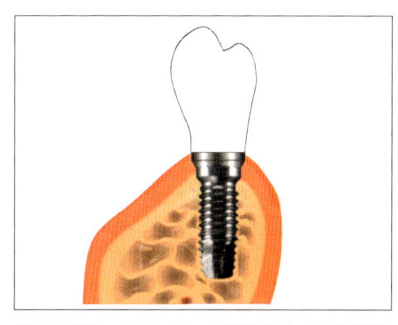

歯肉が治ってから、最終的な上部構造を取り付けます。

上部構造の取り付け方

ネジ留め式

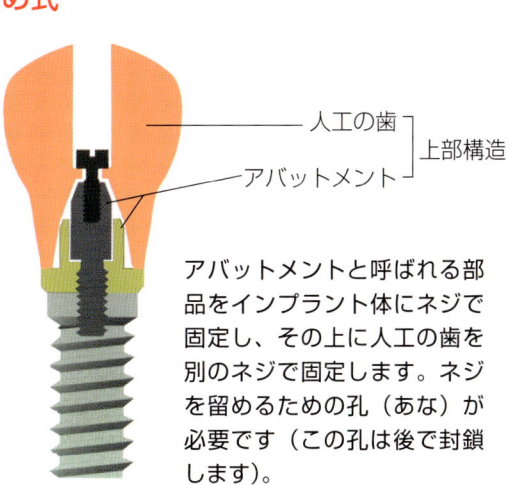

人工の歯 ／ アバットメント ｝上部構造

アバットメントと呼ばれる部品をインプラント体にネジで固定し、その上に人工の歯を別のネジで固定します。ネジを留めるための孔（あな）が必要です（この孔は後で封鎖します）。

セメント合着式

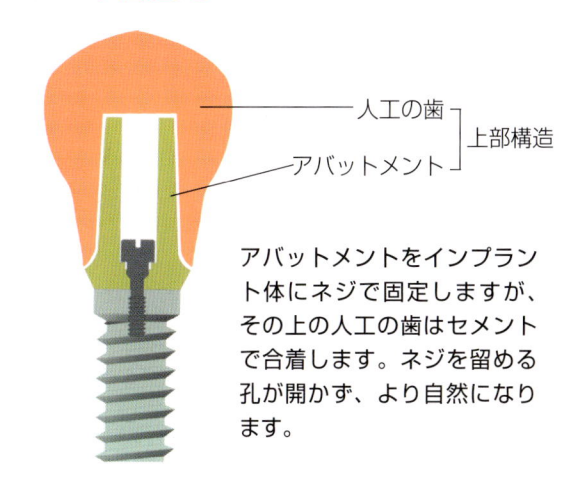

人工の歯 ／ アバットメント ｝上部構造

アバットメントをインプラント体にネジで固定しますが、その上の人工の歯はセメントで合着します。ネジを留める孔が開かず、より自然になります。

インプラントを使用した症例

歯を1本失った場合

前歯を失った場合
隣の天然歯を削ることなく、インプラントで自分の歯と同じような人工の歯が回復できます。

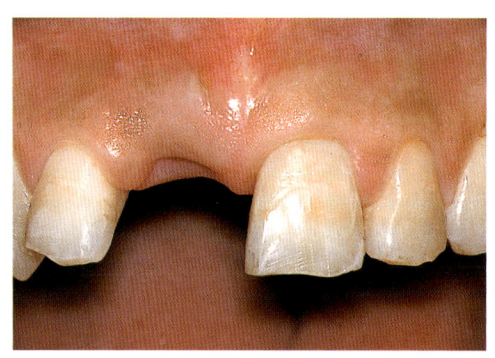

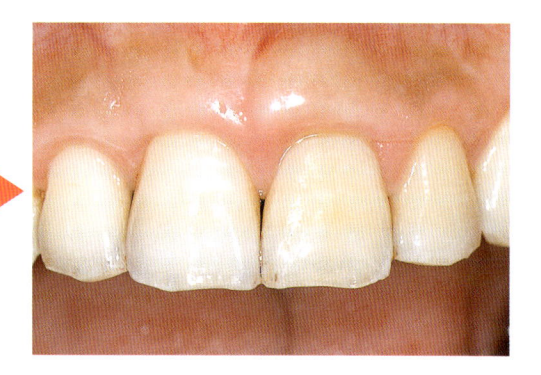

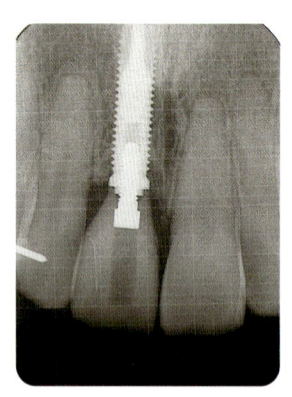

奥歯を失った場合
ブリッジにすると、健康な天然歯を削らなくてはなりませんし、支える天然歯に負担がかかります。インプラントを使用することにより、歯を削らなくてもよく、負担がかかりません。

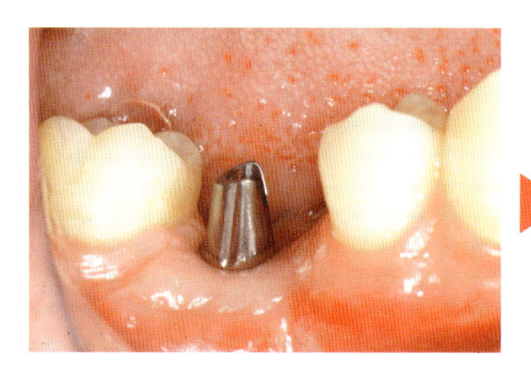

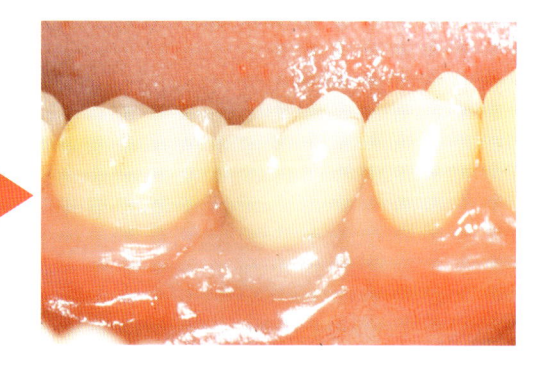

歯を数本失った場合

上の奥歯を失った場合

上の奥歯の位置には骨が十分にないことがありますが、骨があり、インプラントが利用できると、自分の歯と同じような人工の歯ができます（現在では、骨を再生することも可能です）。

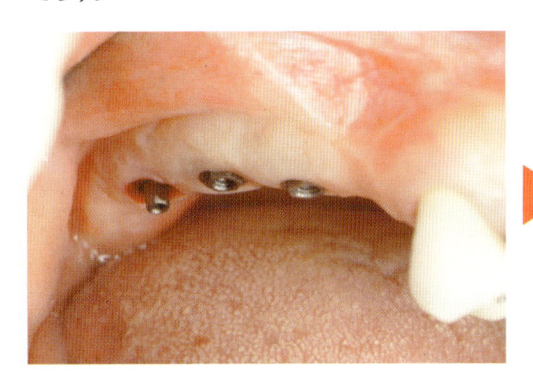

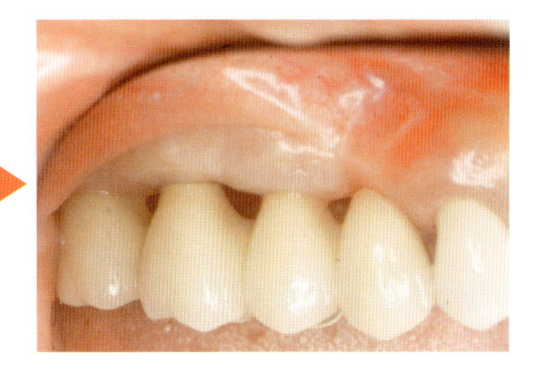

下の奥歯を失った場合

下の奥歯を失うことは比較的よくみられるものですが、一番奥の歯がなくなると固定式のブリッジはできません。インプラントを利用すると、固定式の人工歯により回復ができます。

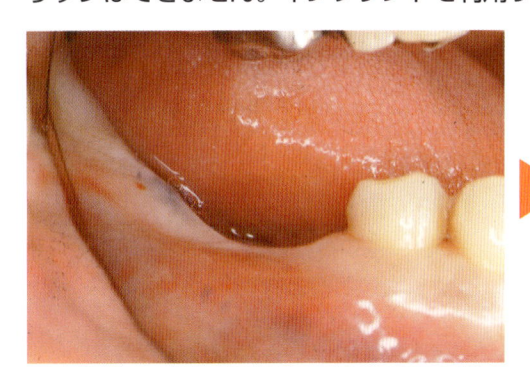

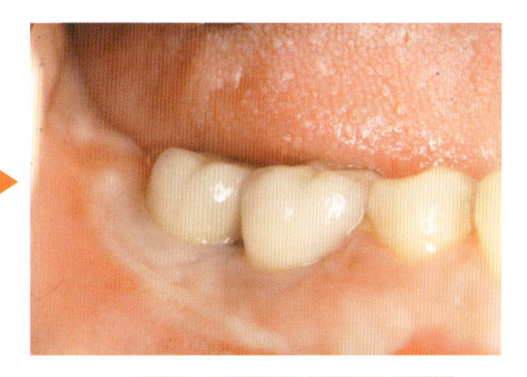

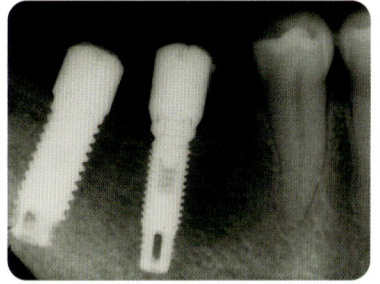

すべての歯を失った場合（上顎）

　上のあごですべての歯を失うと、大きな床（入れ歯を支えるプラスチックや金属の土台）の付いた総入れ歯を入れなくてはなりません。しかし、インプラントを多く埋入（埋め込み）できれば、固定された人工の歯で、自分の歯と同じように口の機能を回復することができます。

固定式

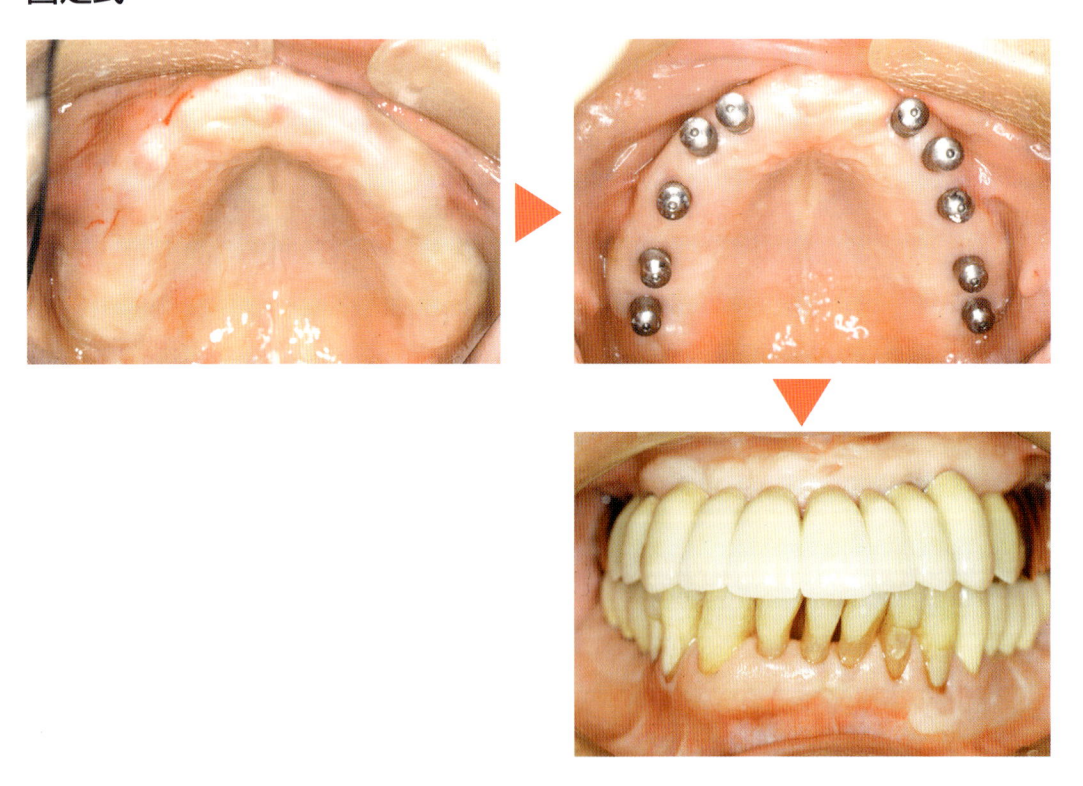

　インプラントの埋入本数が少ない場合、あるいは埋入本数が十分あっても、発音や審美性の点から、取り外し式（可撤式）の上部構造にしたほうがよい場合があります。取り外し式にしても、総入れ歯とちがって、かなりしっかり固定されますし、入れ歯の床を小さくすることができるので、気持ち悪さが解消されます。なお、インプラントの場合、固定式といっても、歯科医院で外して清掃することができるようになっています。取り外し式は、入れ歯と同じように、ご自身で取り外しができます。

すべての歯を失った場合（下顎）

　下のあごで歯をすべて失うと、総入れ歯を入れても、それが痛くて噛めなかったり、不安定になることがあります。インプラントを利用すると、固定式もできますし、また、取り外し式にしても、入れ歯を安定させることができ、しっかり噛めるようになります。

固定式

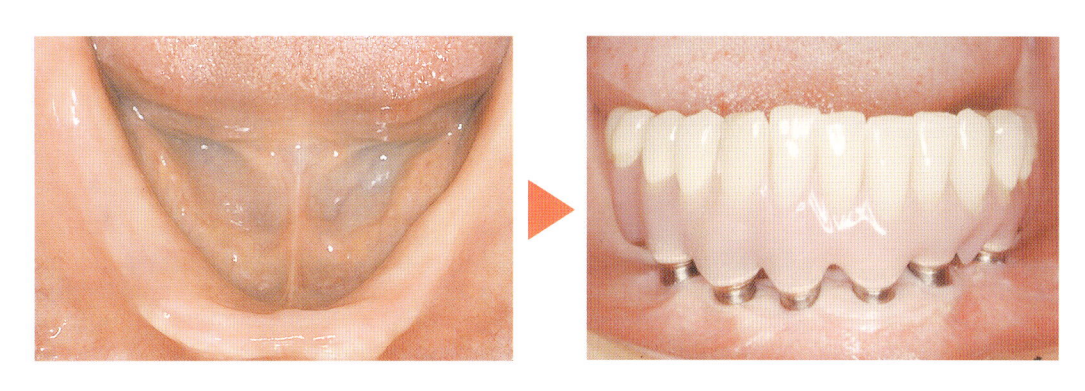

取り外し式（可撤式）

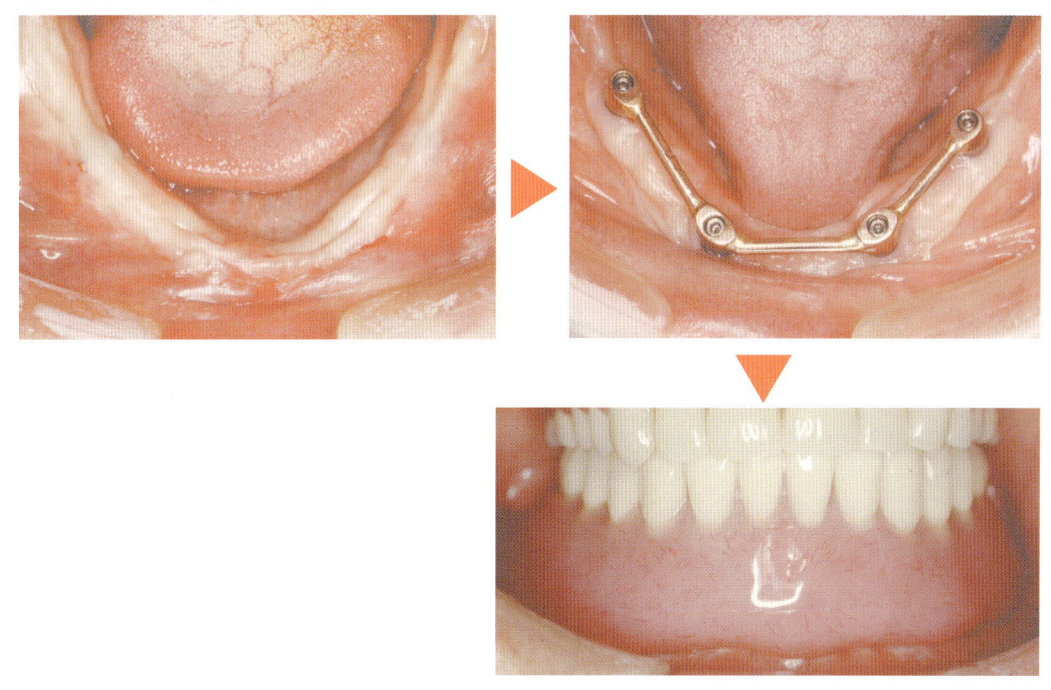

今、インプラントはここまでできる

これまでのインプラント

　インプラントを埋入したいと思っても、骨がないと埋められないため、初期のインプラント治療では、理想的な方向に埋入できないこともありました。また、固定して噛めることに主眼がおかれていたため、金属が歯ぐきのさかい目から見えたり、歯の噛む面に穴が開いたり、見た目にも、機能面でも好ましくないこともありました。

●埋める場所に骨の量が十分にない場合

- ●インプラントができない
- ●骨のある方向にしか埋入できない
  - ・不自然　・清掃しにくい

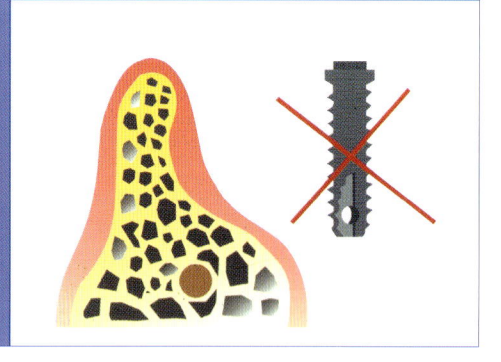

●患者さんが受けられた治療は……

- ●噛めればよい
- ●見た目が悪くても我慢する

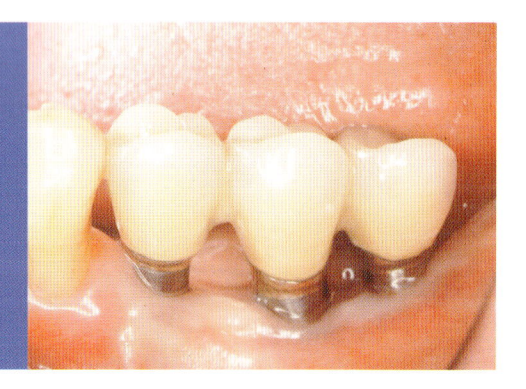

自分の歯のようにしっかり噛め、
自然に見え、美しく、そして長持ちする。
それが今のインプラントです。

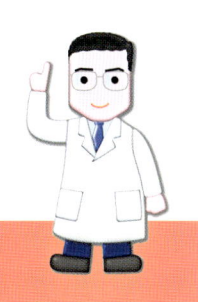

現在のインプラント

　現在では、骨を再生する技術が発達し、骨のないところや骨の少ないところにも新しい骨を再生することができ、インプラントを理想的な位置や方向に埋入できるようになりました。固定して噛めることにくわえ、清掃しやすく、そして、天然歯の自然観を再現するインプラント治療が確立されています。

現在では →

骨を再生できる
- ●インプラントが可能になる
- ●より自然で、清掃しやすい上部構造の製作が可能になる

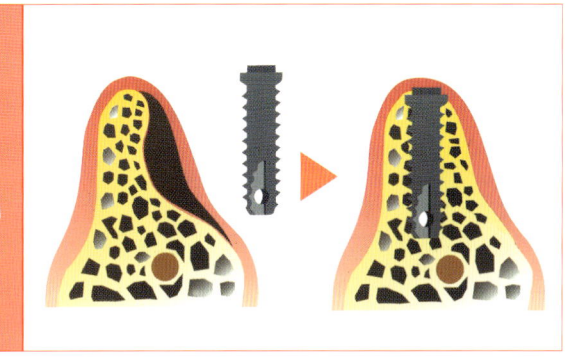

現在では →

- ●噛めるだけでなく、見た目にも美しくする

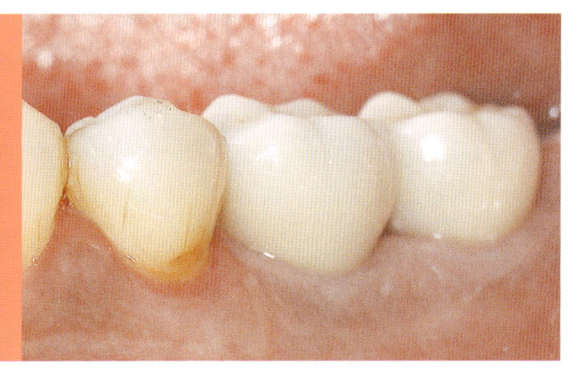

インプラント治療をはじめる前に

　インプラント治療は、むし歯のように、歯科医院に行けばすぐに治療してもらえる、というわけにはいきません。治療をはじめる前に、残っている歯の歯周病などの病気を治療しておく必要がありますし、また、外科手術を伴うため、重い糖尿病や肝臓疾患などの症状がある場合は、治療を見合わせることもあります。安全に治療を成功させるためには、治療前に次のような診査を行います。

問　診
- 全身疾患の有無　・喫煙の有無、量
- 局所的な問題（歯ぎしり、その他の咬合習癖など）の有無
- 審美的要求度
- 経済的、時間的制約など

▼

視診・触診
- あごの骨が極端に減っていないか
- 残存歯の歯周病がコントロールされているか
- 相対する歯との咬み合わせなど

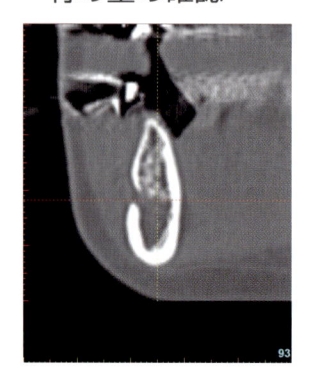

▼

レントゲン／CT
- 骨の量の確認

▼

歯・歯列模型分析　口腔内写真
- 欠損部位の確認
- 残存歯の状況
- 咬み合わせなど

インプラント治療はだれでも受けられるの？

　以前とは異なり、あごの骨の量がかなり少ない人でもインプラント治療を受けられるようになりましたが、次のような人は、今のところ治療を受けることができません。

● **全身的な問題**
　・一般の外科手術に耐えられない人
　・重症の糖尿病、肝臓疾患、心臓疾患、血液疾患などを有する人
　・頭部やあごの骨に放射線照射治療の既往のある人
　・喫煙量の多い人
　・薬物やアルコール中毒の人
　・骨そしょう症の治療薬（ビスフォスフォネート）を服用している人

● **局部的な問題**
　・あごの骨が極端に吸収されている人
　・歯周病がコントロールされていない人
　・相対する歯との間にスペースがとれない人
　・歯ぎしりの強い人

　その他、審美性が強く要求される場合、インプラントでの回復が難しい場合もあります。また、骨を再生しなくてもよい場合でも、通常、約半年から1年の治療期間が必要となるため、時間的に制約のある人には不向きです。

インプラント治療は高齢者でも大丈夫？

　前述以外の人であれば、インプラント治療はほとんどの人に可能です。骨そしょう症と診断されている人でも、必ずしも不可能ではありません。80歳を超える高齢者の治療例も報告されています。

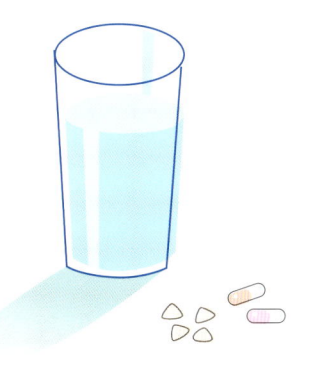

インプラント治療の流れ（2回法の場合）

診査・診断 → **インプラント埋入前の処置** → **インプラントの埋入手術** → 仮歯装着

診査・診断
問診、触診、レントゲン写真、CT、歯・歯列模型、口腔内写真

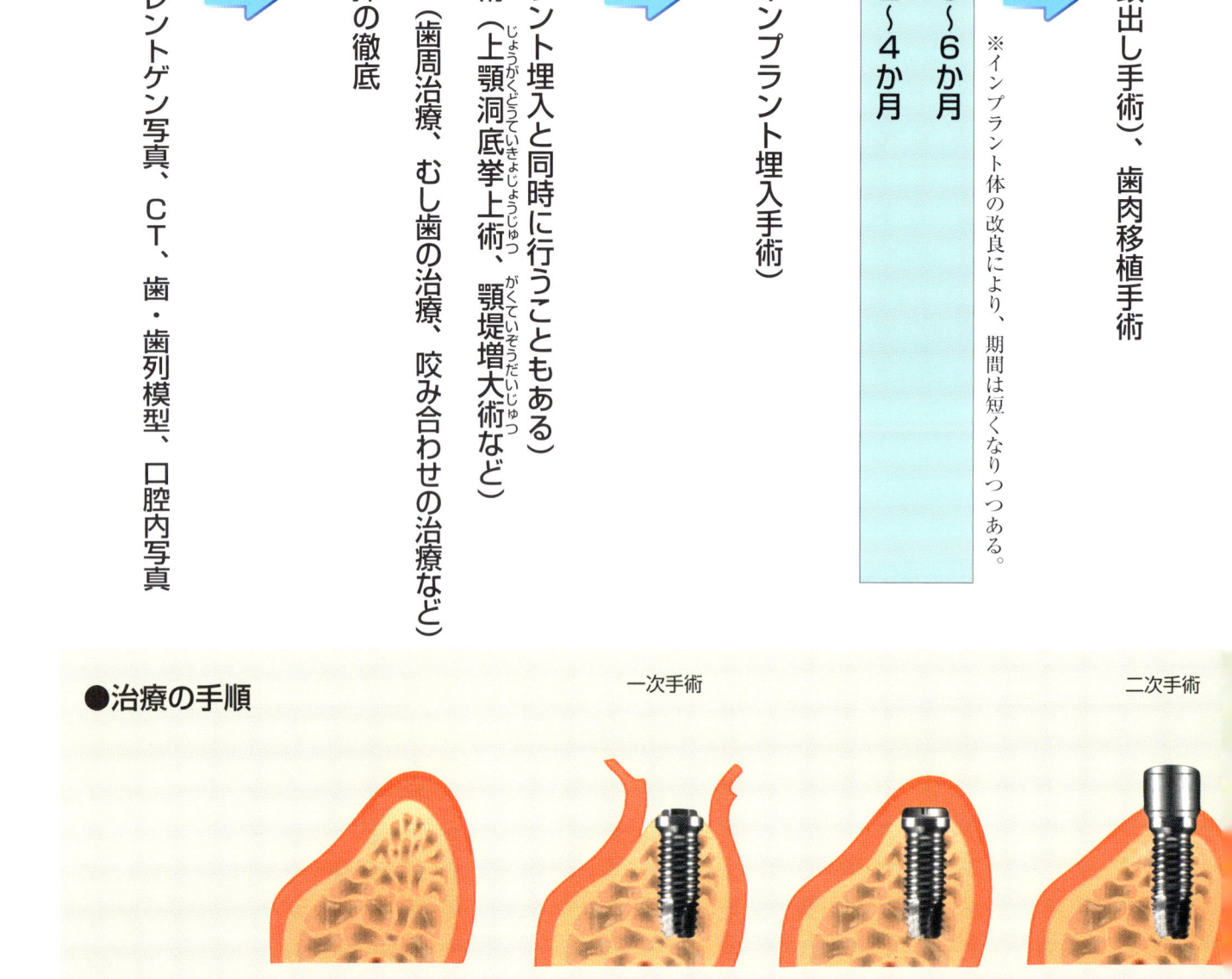

インプラント埋入前の処置
- 口腔内の清掃の徹底
- 残存歯の治療（歯周治療、むし歯の治療、咬み合わせの治療など）
- 骨の再生手術（上顎洞底挙上術、顎堤増大術など）
（インプラント埋入と同時に行うこともある）

インプラントの埋入手術
一次手術（インプラント埋入手術）

上顎 3〜6か月
下顎 2〜4か月

※インプラント体の改良により、期間は短くなりつつある。

二次手術（頭出し手術）、歯肉移植手術

仮歯装着

● 治療の手順　　　　　一次手術　　　　二次手術

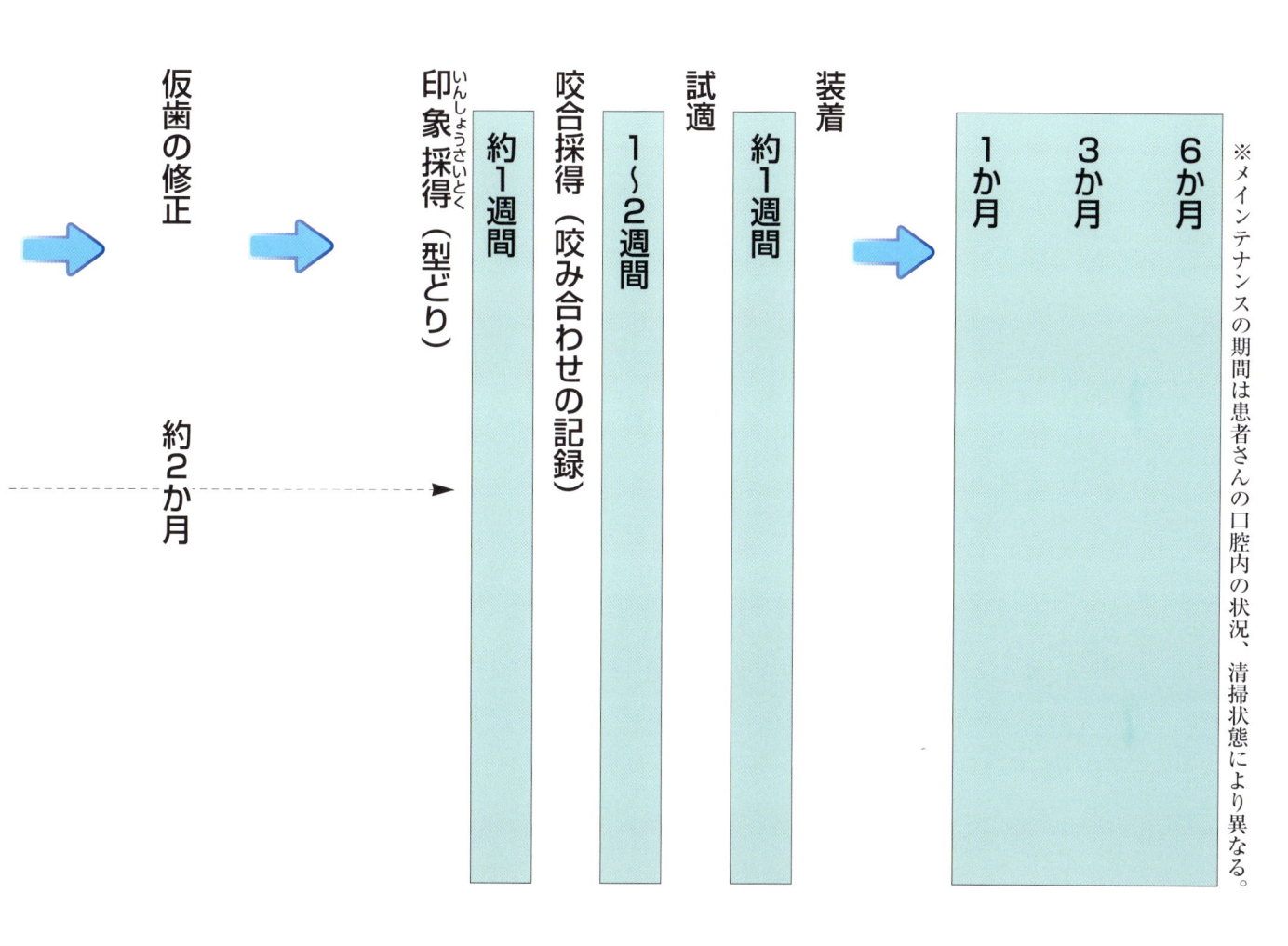

仮歯の装着・修正	上部構造製作	メインテナンス

仮歯の修正 → 約2か月 → 印象採得（型どり）約1週間 → 咬合採得（咬み合わせの記録）1〜2週間 → 試適 約1週間 → 装着 → 1か月 / 3か月 / 6か月

※メインテナンスの期間は患者さんの口腔内の状況、清掃状態により異なる。

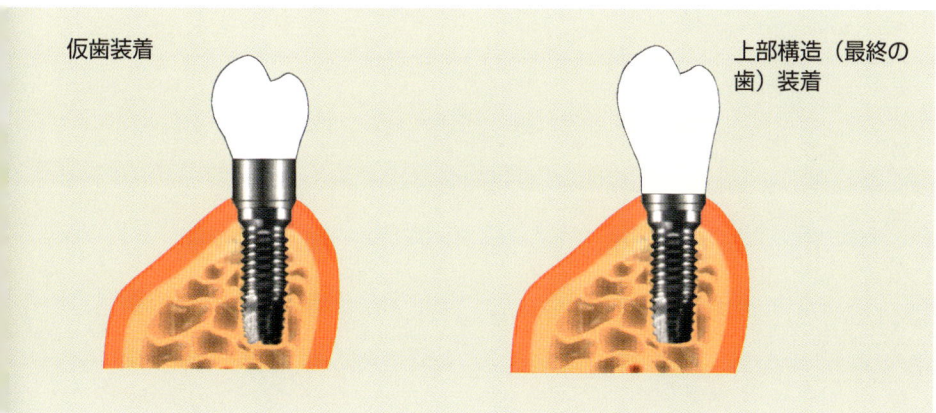

仮歯装着　　　上部構造（最終の歯）装着

インプラント治療後の清掃法

　天然歯のまわりの骨がなくなっていく歯周病と同じように、インプラントのまわりの骨がなくなると、インプラントはもたなくなります。天然歯でもインプラントでも、長持ちさせるには正しく磨かなくてはなりません。インプラントは天然歯と形態が少し異なりますので、磨き方に注意が必要となります。

清掃道具と清掃の実際

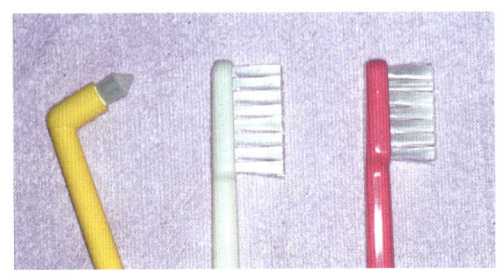

歯ブラシ
ブラッシングは予防・治療のために非常に大切です。天然歯やインプラントにかかわらず、歯科医や歯科衛生士の指導にしたがって、正しいブラッシングを行ってください。

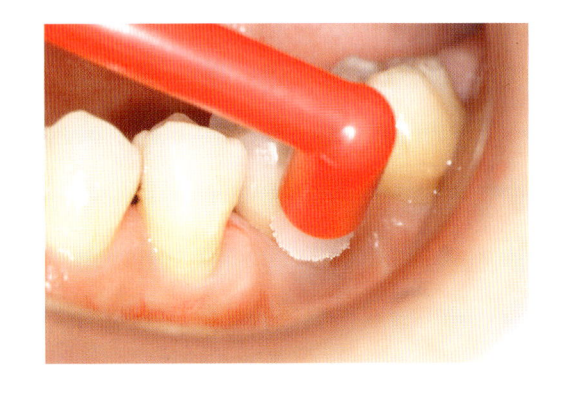

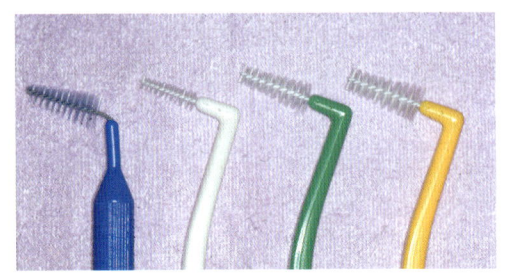

歯間ブラシ
歯と歯の間に入れ、歯ブラシだけではとれない汚れをきれいにします。歯と歯のすき間に合ったサイズを選んでください。

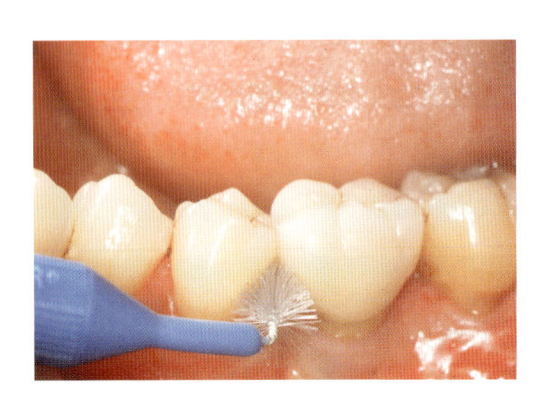

治療後の定期検診

　毎日、歯を磨いているつもりでも、磨けていないところがあります。インプラント治療後には、定期的に検診を受け、清掃の状態や治療後に変化がないかどうかを検査する必要があります。定期的な検診を受けていれば、磨けていないところの改善もできます。もし何かが起こっても早期に対処できます。同時に、歯科衛生士による専門的な清掃を受けることによって、インプラントを長くもたせることができます。

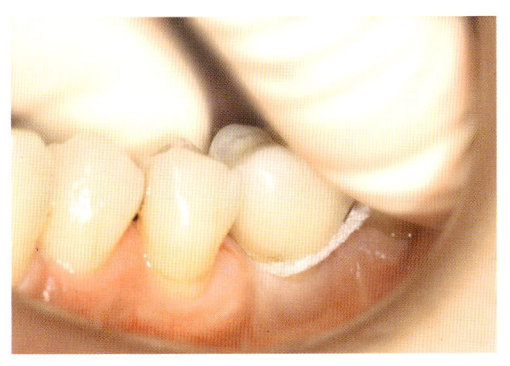

フロスを用いた専門的な清掃をします。 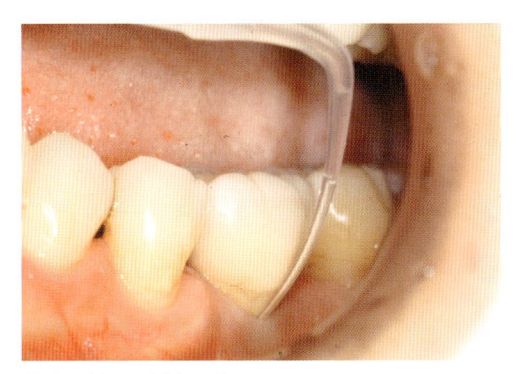　　薬液を使った清掃も行います。

もし、寝たきりになった場合のメインテナンスは？

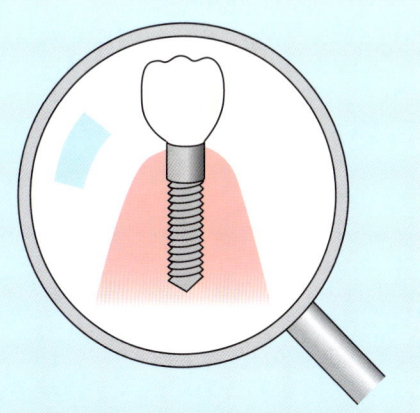

　不幸にも寝たきりになった場合、メインテナンスは確かに難しくなります。しかし、これは天然の歯も同じで、寝たきりになるかどうかわからないのにその時のことを心配して、自分の歯を抜いておいて入れ歯にしておくというようなことは考えないと思います。インプラントは正しく治療されれば、天然歯より極端に弱いというものではありません。

　しっかり噛めるということは、健康を保ち、老化を防ぐ源になります。正しいインプラント治療により、より長くしっかり噛めることのほうが大切でしょう。

インプラントの費用

　インプラント治療は保険治療に含まれません。すべて私費治療になります。治療には、手術前の診査から術後のメインテナンスまで、骨の再生、インプラントの埋入、頭出し手術、歯肉移植、仮歯の製作、上部構造製作、装着など、さまざまなステップがありますので、「インプラント1本いくら」と言いにくいところがあります。通常は、インプラント本体価格、埋入手術費用、頭出し手術費用、上部構造の費用を含めて、インプラントの治療費としているところが多いですが、インプラント本体価格と埋入手術のみでインプラント1本の価格といっているところもあるようです。医院によって異なり数万～数十万円と幅があり、またシステムが異なりますので、しっかり説明を受けて確認してください。

　また、患者さんの口腔内や、とくにあごの骨の状態によっても変わりますし、使用するインプラントの種類によってもかかる費用は異なりますので、歯科医から納得できるまで説明を受けることをおすすめします。さらに治療過程や治療後に何をどうしたかなども、レントゲン写真を見せてもらうなど、歯科医にまかせっきりにしないで十分に説明を受けてください。

　費用は安いにこしたことはないでしょうが、安くするために、粗悪なインプラントであったり、精度の悪い部品では困ります。また、現在使用されているインプラントは、各メーカー間の互換性がないものが多くあります。長く使用している間に、インプラント治療を受けた歯科医院に通えなくなることもあります。トラブルが発生したときに、どこのメーカーの製品かわからないと対処できないこともあります。そして、たとえわかったとしても、部品が特殊なものは扱えないこともあります。

　インプラント治療を受けたときには、どこのメーカーの製品を使い、どのような方法で治療したかを確認し、記録しておくことが望まれます。

説明をしてくれなかったり、
曖昧であれば、
安心して治療が受けられるとは
思いません。
十分納得のいくまでお聞きください。

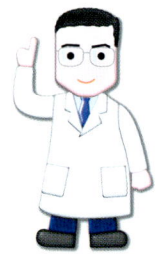

安心できるインプラント治療
──知っていますか？ こんなこと

- ●インプラントの歴史と研究経緯、そして現在
- ●インプラントは一生もの？
- ●インプラントに反対する歯科医がいるのはなぜ？
- ●入院する必要は？
- ●万一、失敗した場合はどうなる？
- ●インプラントの失敗はなぜ起こる？
- ●もっと知りたい！
  インプラントについてのあんなこと・こんなこと

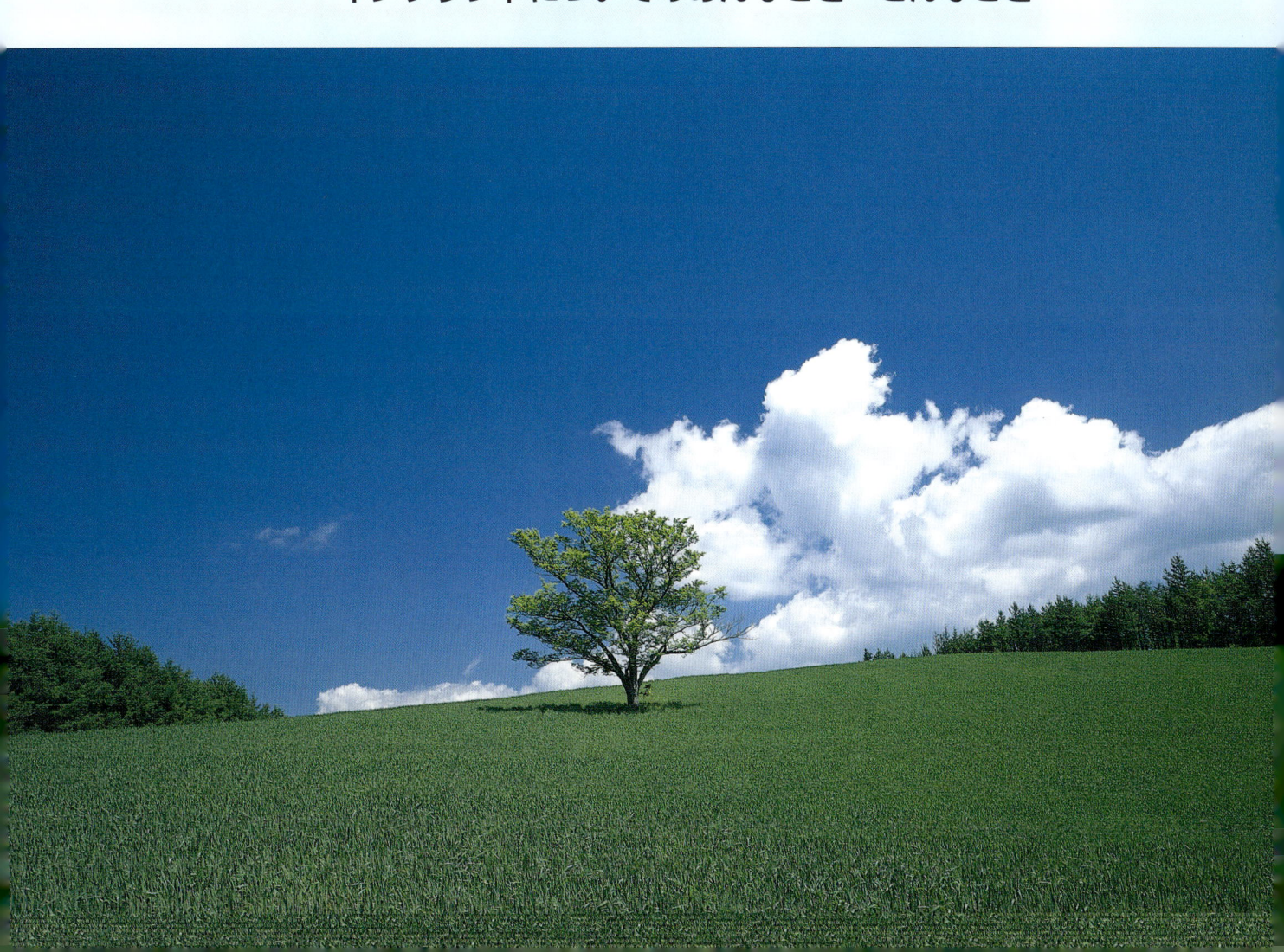

インプラントの歴史と研究経緯、そして現在

　人工物を使用した歯科用骨内インプラントが臨床に応用されるようになったのは、1900年代の半ばからです。種々のインプラント材料、固定法が試みられましたが、1952年、チタンが骨に結合することがわかり、その後、骨との結合様式や組織との親和性に関する研究と同時に、臨床研究も進められ、オッセオインテグレイティッド（骨に結合された）・インプラントの確実性が証明されたのです。現在では、国際的にも広く臨床に受け入れられるようになりました。

　日本では、オッセオインテグレイティッド・インプラントが導入されてから20年以上になります。正しく使用されれば、その安全性は確実なものとなってきています。

インプラントは一生もの？

　口腔内でいつも強い噛む力が加わり、清掃も難しく、条件の悪い場所に使用されるインプラントですから、埋めれば一生そのままで使えるとは明言できません。骨の性質は、患者さんによって違いますし、清掃の状況は患者さんの生活環境によっても変わります。定期的なメインテナンスを約束しても、途中で来院されなくなったり、あるいは、通院困難な状態になるかもしれません。一生もってほしいとは思いますが、残っている天然歯でも一生もつという保証はありません。一生もつといって歯科医がすすめるようでしたら、疑問を持ってください。

インプラントに反対する歯科医がいるのはなぜ？

「インプラントは安心できる治療というが、否定的な歯科医がいるのはなぜ？」という質問を受けます。何事においてもそうでしょうが、絶対というものはありません。長所と短所は必ずあります。インプラント治療もいいことばかりではありませんので、それらの短所をどうとらえるかによって、評価は変わってきます。インプラント治療に否定的な歯科医の意見をまとめてみると、

1　オッセオインテグレイティッド・タイプのインプラントは約40年の経過であり、臨床応用にはまだ早い
2　知識、技術の研修機関が不完全で、臨床医先行の危険性がある
3　従来の治療法（ブリッジ、義歯など）で十分である
4　営利重視の治療への反発

などが、主なものです。

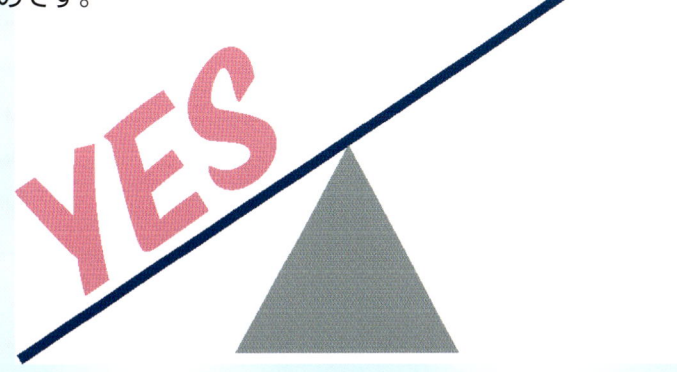

入院する必要は？

インプラントの埋入手術は、歯を抜くときと同じように、局所麻酔下で行われます。入院の必要もありませんし、手術後もすぐに帰宅できます。痛いのではないかと不安が強い人には、鎮静法で埋入手術を行うこともできます。この場合でも、入院の必要はありませんし、手術後全身に及ぼす影響はまずありません。

万一、失敗した場合はどうなる？

　失敗が起こるのは、埋入手術から上部構造製作までの間と、上部構造装着後の2通りで考えられます。

埋入手術から上部構造製作までの間では、
・骨結合（オッセオインテグレイション）が起こっていない ⟶ インプラント体が動く
・インプラントの周囲の炎症が激しい ⟶ 痛い、腫れる
・上顎洞穿孔〜炎症 ⟶ 痛い、腫れる
・神経の損傷 ⟶ しびれる
・埋入位置、方向不良 ⟶ 埋入したが使えない

上部構造装着後では、
・インプラント周囲骨の吸収
　（動揺や痛みなどの症状はないことが多い）
・オッセオインテグレイションがはずれた ⟶ 動揺
・インプラントの破折 ⟶ 動揺、脱落
・ネジの破折 ⟶ 動揺、脱落
・噛めない、磨けない、審美的によくない　など

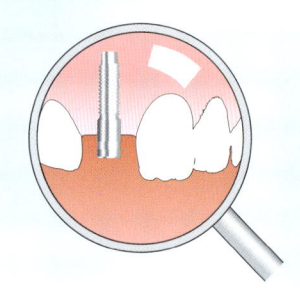

　骨との結合が起こっていなかったり、骨との結合が外れた場合、そのインプラントは外さなくてはなりませんが、早期に処置を行えば、骨を失うこともなく、再度インプラント埋入が可能です。また、臨床上、一時的にインプラント周囲の骨が吸収される場合がありますが、問題が大きくならない間に対処すれば、十分に解決できます。インプラント周囲の炎症も早期に適切な処置を行えば改善されます。

　固定されて痛みや腫れがないことが必ずしもうまくいっているということではありませんので、定期的な検診で、骨の吸収が起こっていないか、正しく磨けているか、咬み合わせがずれてきていないかなどを、調べる必要があります。

インプラントの失敗はなぜ起こる？

　インプラント治療が失敗しないようにするためには、守らなければならない原則があります。それらの原則を守らずに、基本を無視したインプラント治療を行うと失敗が起こります。インプラント治療はそれほど失敗が起こるものではありませんが、失敗が起こった場合には、治療をする側（歯科医）、受ける側（患者）それぞれにその原因が考えられます。

歯科医の責任

　あってはならないことですが、まず歯科医の診断力や技術の未熟が考えられます。たとえば、残っている天然歯の歯周治療を見過ごしたり、放置したまま治療にとりかかったり、あるいは営利主義に走り、患者に十分な説明をしない、また、それらが原因で治療がスムーズにすすまないなどは、すべて歯科医の責任といえましょう。
　インプラント治療の流れにそってみると、
- **外科手術（埋入ならびに頭出し手術）では**……埋入時の発熱や感染、初期固定の不足、設計ミス（インプラントの埋入位置や方向、長さ、本数の不適切）など
- **上部構造製作では**……上部構造の不適合、ネジ締め力の不足、上部構造が清掃しにくい形をしているなどの設計ミス、咬み合わせ調整の不十分など
- **メインテナンスでは**……メインテナンスの必要性を十分に説明していない、適切な清掃指導や定期検診を行わないなど

患者の責任

　清掃の不良は、患者の責任といってもよいでしょう。清掃をしないほか、定期検診を受けない、ナイトガード※を装着しない、喫煙量を減らさないなど、歯科医との約束事項を守らないとインプラント治療が失敗する結果になってしまいます。

※ナイトガード：睡眠中のくいしばりによる異常な力から、歯、インプラントを守る装置

もっと知りたい！
インプラントについてのあんなこと・こんなこと

ここでは、インプラント治療について患者さんからよく寄せられる質問を集め、Q&A方式にしてみました。どんな些細なことでも疑問・質問があれば、かかりつけ歯科医にたずねてみることをおすすめします。

Q1 最近、インプラント治療の話題を新聞や雑誌でよく見かけますが、海外ではもっと頻繁に行われているのでしょうか？

A インプラント治療はアメリカやヨーロッパなどの先進国では日本よりもっと普及しています。お隣の韓国でも急速にインプラントの治療例が増えています。日本は先進国のなかでインプラントの治療例はまだまだ少ないのが現状です。

Q2 インターネットで調べたところ、「インプラント治療はまだ確立された分野ではない」と言う先生がいました。本当に安全なのでしょうか？

A インプラントが歯科治療に取り入れられて数十年が経過し、多くの研究や臨床実績から安全性、長期安定性が科学的に証明されています。

Q3 友人にインプラントの経験者がいないために、体験談を聞くことができません。インプラントと入れ歯とではどこがちがうのでしょうか？

A 入れ歯は歯茎にのせ、残っている歯にとめがねをかけてはめるため、しっかりと固定・安定させることが難しく、硬いものなどは十分に噛むことができない場合があります。また、「気持ちが悪い」「話しにくい」「年寄りっぽい」なども入れ歯の問題です。これに対し、インプラントは骨に埋め込んで固定されるので自分の歯のようになんでもしっかり噛むことができ、違和感もありません。また、天然の歯のような自然な人工歯を取り付けることによってきれいに治療することも可能です。

Q4 インプラントのメリットとデメリットを教えてください。

A インプラントのメリットは、「天然の歯と同じように噛める」「違和感がない」「審美的である」「ブリッジのように隣の歯を削らなくてよい」などが挙げられます。
　一方、デメリットとしては、「外科処置が必要である」「治療費が高額である（自費治療となる）」「治療期間が長い」などがあります。

Q5 先日、「抜歯してインプラントにしましょう」と言われましたが、私としては残してほしいと思っています。どうしたらいいでしょうか？

A まず、抜歯しなければならない理由を歯科医に十分説明してもらうことが大切です。「抜歯しない場合どうなるのか？」「インプラントにする場合はどのように治療し、どういう結果になるのか？」など、納得できるまで説明を聞きましょう。

Q6 私は歯ぎしりがひどいのですが、インプラント治療は大丈夫でしょうか？

A 歯ぎしりによる大きな力がインプラントにかからないように、就寝時にナイトガードをはめることでインプラント治療が可能になります。

Q7 金属アレルギーなのですが、インプラント治療は大丈夫でしょうか？

A インプラントに用いられる金属（チタン）は生体親和性が非常に高く、金属アレルギーを起こしにくい材料です。金属アレルギーのある方あるいは強く疑われる方には、金属アレルギー検査でチタンに対するアレルギー反応を調べてからインプラント治療が可能かどうかを判断することがあります。

Q8 前歯が差し歯でたまに抜けて困ります。インプラントにすることは可能ですか？

A 可能です。綿密な診査と適切な処置によって、前歯に良好なインプラント治療を行うことができます。

Q9 15歳の娘が転んで前歯を折ってしまい、抜歯と診断されました。成長期ですが、インプラントは可能でしょうか？

A 一般的に成長期が終了する18〜20歳になってからインプラント治療を行います。

Q10 インプラント治療の費用はどれくらいかかりますか？ 保険はきかないのでしょうか？ また、支払いはいつになりますか？

A インプラント治療は保険適用外（自費治療）になります。治療費は各歯科医院で異なり、数万〜数十万円とかなり幅があります。支払い時期についても医院によって違いますので、各医院にお問い合わせください。

Q11 インプラントには外科手術が必要と聞きましたが、実際の内容を教えてください。

A インプラント手術は"2回法インプラント"といわれる、外科手術を2回行う方法が一般的です。1回目はインプラントを骨に埋め込む手術で、2回目はインプラントの頭出し手術（骨に埋め込んだインプラントにアバットメントと呼ばれる装置を連結します）です。2回目の手術は、1回目の手術から数か月後（インプラントと骨が結合した後）に行います。

Q12 あごの骨がやせているとインプラントはできないのでしょうか？

A 以前は骨がやせているとインプラント治療が困難でしたが、技術・材料の進歩により、現在は骨をある程度再生させることが可能になり、骨がやせているところでもインプラントができるようになってきています。

Q13 インプラント手術を受けるにあたっての注意点を教えてください。年齢や全身疾患の有無によって受けられないこともありますか？

A インプラント治療を行うところだけでなく、必要に応じてむし歯治療や歯周病治療など他の歯の治療をしておくことが大切です。とくに歯周病の存在はインプラントに悪い影響を及ぼしますので手術前にしっかり解決しておく必要があります。インプラント治療に年齢制限はありませんが、外科処置に耐えられない人や、重症の糖尿病や内臓疾患がある人、あるいはヘビースモーカーの人などはインプラント治療を受けられないことがあります。

Q14 インプラントの手術を受ける前後で、とくに気をつけるべきことは何ですか？ 翌日は会社を休んだほうがいいのでしょうか？

A ブラッシングを励行してお口のなかを清潔にしておいてください。そして風邪などをひかないよう体調管理に努めてください。喫煙をされる方は数週間前から禁煙をしておくこともインプラント手術を成功させるために大切です。翌日は良好な治癒のために必ずではありませんが、安静にしたほうがいいでしょう。

Q15 インプラントの手術中に痛みは感じますか？　治療後はどうですか？

A インプラント手術は抜歯などで行う局所麻酔で行い、手術中に痛みを感じることはありません（ただし、あごの骨に穴を開けるときなどに振動や響く感じがあることがあります）。手術後、麻酔が切れると多少の痛みと腫れがでることがありますが、抗生剤や鎮痛薬を適切に服用することで抑えることができます。

Q16 インプラント治療が終わってすぐに硬いものを噛んでも平気ですか？

A 問題ないと思いますが、長い間歯がなかったところに歯が入るわけですから、リハビリをするように軟らかいものから少しずつ慣らしながら噛んでいくほうが安全でしょう。

Q17 インプラントを1本入れてもらうのに、何回通院すればいいですか？　また、延べの期間を教えてください。

A インプラントを入れるところの状態（インプラントを埋め込む骨の硬さ、量）や場所（上顎or下顎、前歯or奥歯）によって異なりますが、通常、月に2～3回の通院で半年から1年以上かかります。

Q18 インプラントにもいろいろな種類があるそうですが、選んだりできるのでしょうか？

A 歯科医院で採用しているインプラントシステムのなかから、患者さんに適したインプラントを歯科医師が選択します。上部構造（かぶせ）の形や使用する材料、歯の色などについては患者さんの希望を取り入れて決めることができます。

Q19 「インプラント義歯」という入れ歯があると聞きました。どういうものですか？

A インプラント義歯には2種類があります。1つはインプラントに義歯をネジで連結するタイプ（固定式義歯）で、もう1つは磁石やクリップなどのような装置で義歯を固定するタイプ（取り外し式義歯）です。

Q20 「インプラント周囲炎」というものがあるそうですが、天然歯の歯周炎とはちがうのでしょうか？

A インプラント周囲炎は細菌が感染してインプラントを支える歯肉や骨が炎症を起こし、破壊されていく病気です。天然歯の歯周炎を引き起こす細菌と同じ細菌が原因しており、インプラントの周りに起こる歯周炎と考えてよいでしょう。ただし、インプラントには歯がもっている細菌感染に対する防御機構が弱く、通常、歯周炎よりも進行が早く、適切な処置を行わなければ、インプラントを抜かなければならないことになります。

Q21 上あごにインプラントを入れる場合、「サイナスリフト」という手術をすることがあるといわれました。これは安全なのでしょうか？

A 上あごには副鼻腔という大きな空洞があり、インプラント治療を行う際には、この空洞のなかに骨を再生する手術（サイナスリフト）が必要になることがあります。この手術法は約20年前から行われており、多くの治療例から安全性が認められています。

Q22 インプラントに寿命はありますか？ インプラントを入れた後もふつうの歯のように抜けることがあるのでしょうか？ その場合、同じところに埋めかえることはできるのでしょうか？

A インプラント周囲炎が進行するとインプラントがグラグラして、抜かなければならなくなることがあります。また、歯ぎしりなどの強い力によって、インプラントが折れたり、はずれたりすることもあります。しかし、これらは適切な治療とメインテナンスによって防ぐことができます。不幸にしてインプラントを抜いた場合でも、骨の再生治療などを行って、もう一度埋めかえることができます。

Q23 インプラント治療をしている医院で、よい医院を選ぶポイントを教えてください。「安い！ 早い！」という広告を掲げているところもありますが……。

A インプラント治療に限らず、患者さんの訴えをよく聞き、術前の検査をしっかり行ったうえで、歯の状態、治療の方法（複数の方法を提示）、治療法の利点・欠点、メインテナンスの方法などをわかりやすく説明してくれる医院は信頼できると思います。また、インプラントの前に他の歯の歯周病治療などをしっかり行ってくれる医院はよいでしょう。インプラント治療を適切に行うためには細心の配慮と一定の時間が必要です。「安い！ 早い！」インプラント治療を謳っている医院は要注意です。

Q24 インプラントの上につけていた歯が割れてしまいました。これは修理できますか？ また費用はどれくらいかかるのでしょうか？

A 割れ方によって修理できる場合と修理できない場合があります。インプラント（体）に問題なければ上部構造の修理やつくりかえが可能ですが、割れた原因によって対処法が違いますので、原因を十分検討して、対応することが大切です。費用については医院によってシステムが異なりますので各医院にお問い合わせください。

Q25 インプラント治療で麻痺になったりすることがあると聞きました。どういうときになるのでしょうか？

A インプラント手術の際に、あごの骨の中を通っている神経を傷つけてしまった場合に、唇やその周囲の皮膚、舌などの知覚麻痺を生じることがあります。手術の前に歯科用エックス線やCTなどを用いて十分に神経や血管の位置を確認することで防ぐことができます。また、麻痺が起こっても、高周波刺激や薬の服用など適切な処置により改善することが多いです。

Q26「インプラント治療後は、今まで以上に清掃が重要となるので定期的に来院してください」といわれました。ただ転勤族のため、約束できそうにありません。そういうときは、他の歯科医院で定期検診を受けてはダメでしょうか？

A 他の歯科医院で受けていただいてもよいと思います。ただし、インプラント治療を行っている医院、できれば同じメーカーを使用している歯科医院に通われることをおすすめします。ご自身に使用したインプラントのメーカーや種類を聞いて、把握しておくことが大切です。

Q27 インプラント治療中は禁煙しなければならないのでしょうか？

A 喫煙はインプラントと骨の結合や傷の治りに悪い影響を与えますので、少なくとも手術の数週間前から術後数週間は禁煙していただくことになります。また、喫煙は歯周病やインプラント周囲炎の増悪にも関係していますので、インプラント治療を機にたばこをやめることをおすすめします。

Q28 5年前にインプラントを4本入れた母（現在73歳）が寝たきりになってしまいました。口の中のケアはふつうの歯みがきと同じでよいでしょうか？

A ふつうの歯みがきでケアしていただいてよいと思います。うがいをすることもお口のなかを清潔に保つのに効果的です。電動歯ブラシや音波歯ブラシなどを上手く併用すると擦掃効果が高くなります。

著者紹介

中村公雄（なかむら きみお）

昭和43年大阪大学歯学部卒業、昭和47年同大学院歯科補綴学専攻科修了（歯学博士）、同大学歯科補綴学第1講座助手を経て同講座講師となる。主に咬合および顎関節症の研究を行う。昭和59年大阪にて小野善弘とO-N Dental Clinic（現医療法人貴和会歯科診療所）を共同開業、また平成10年からは東京に貴和会銀座歯科診療所を開設。昭和63年、歯科医師のための研修機関The Japan Institute for Advanced Dental Studies（JIADS）開講。American Academy of Fixed Prosthodontics（AAFP）会員。日本補綴歯科学会指導医。日本顎関節学会会員。

小野善弘（おの よしひろ）

昭和47年九州歯科大学卒業後、大阪大学歯学部歯科補綴学第2講座に入局。昭和49年大分県別府市にて開業。昭和57年ボストンのThe Institute for Advanced Dental Studiesに入学、Dr. Kramer、Dr. Nevinsに師事。昭和59年大阪にて中村公雄とO-N Dental Clinic（現医療法人貴和会歯科診療所）を共同開業、また平成10年からは東京に貴和会銀座歯科診療所を開設。昭和63年、歯科医師のための研修機関The Japan Institute for Advanced Dental Studies（JIADS）開講。American Academy of Periodontology（AAP）会員。日本臨床歯周病学会会員。

松井徳雄（まつい とくお）

平成3年大阪大学歯学部卒業。同年、医療法人貴和会歯科診療所勤務。小野善弘、中村公雄両氏に師事。平成20年医療法人貴和会理事長、銀座ペリオ・インプラントセンター院長に就任。JIADSペリオコース、ペリオ・インプラントアドバンスコース講師。American Academy of Periodontology（AAP）会員。日本臨床歯周病学会会員・指導医。日本歯周病学会会員。JIADS study club Tokyo。JIADS study club Osaka。

佐々木 猛（ささき たけし）

平成7年大阪大学歯学部卒業。同年、医療法人貴和会歯科診療所勤務。中村公雄、小野善弘両氏に師事。平成20年医療法人貴和会理事、貴和会新大阪歯科診療所院長に就任。JIADSペリオコース、補綴コース、インプラントコース講師。大阪大学非常勤講師。American Academy of Periodontology（AAP）会員。日本臨床歯周病学会会員・指導医。日本歯周病学会会員。日本補綴歯科学会会員。JIADS study club Osaka。

科学が生んだ歯の治療　インプラント　最新版

2001年 2月10日　第1版第1刷発行
2003年 3月10日　第1版第2刷発行
2008年10月10日　第2版第1刷発行

著　者　中村　公雄／小野　善弘／松井　徳雄／佐々木　猛

発 行 人　佐々木　一高

発 行 所　クインテッセンス出版株式会社
　　　　　東京都文京区本郷3丁目2番6号　〒113-0033
　　　　　クイントハウスビル　電話（03）5842-2270（代表）
　　　　　　　　　　　　　　　　（03）5842-2272（営業部）
　　　　　　　　　　　　　　　　（03）5842-2275（ザ・クインテッセンス編集部）
　　　　　web page address　http://www.quint-j.co.jp/

印刷・製本　三松堂印刷株式会社

©2008　クインテッセンス出版株式会社　　　　　禁無断転載・複写
Printed in Japan　　　　　　　　　　　　　　　落丁本・乱丁本はお取り替えします
　　　　　　　　　　　　　　　　　　　ISBN978-4-7812-0036-1　C3047

定価は表紙に表示してあります